MON CAHIER ZÉRO GRAS

— MARIE-LAURE ANDRÉ —

ILLUSTRATIONS
COUVERTURE : ISABELLE MAROGER
INTÉRIEUR : MADEMOISELLE ÈVE

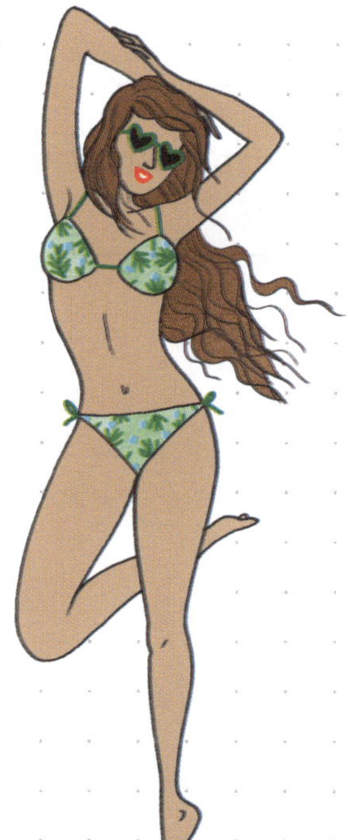

SOLAR EDITIONS

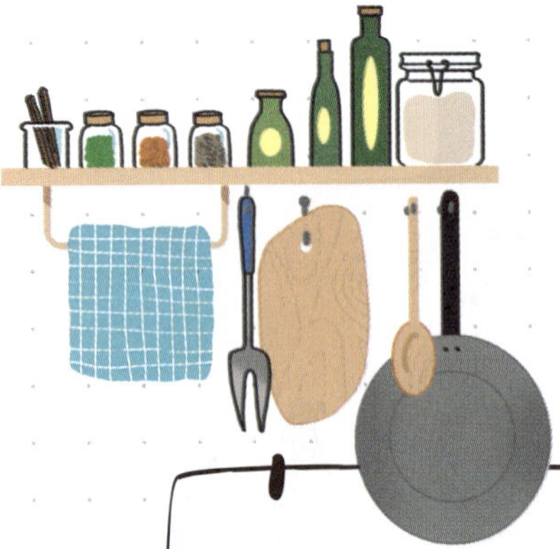

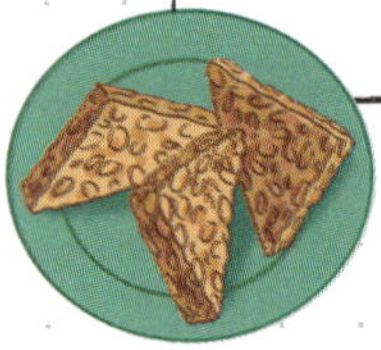

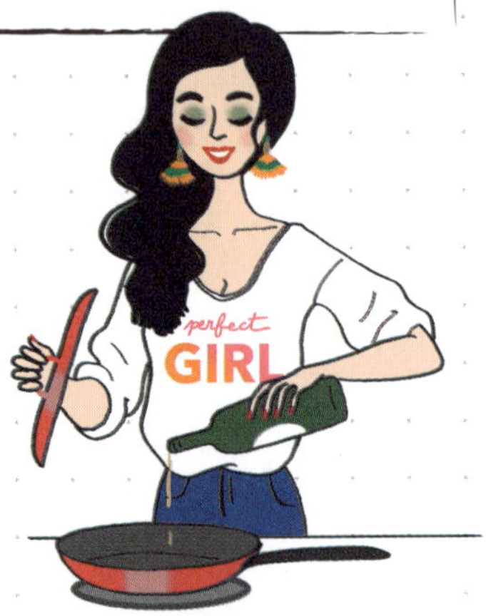

perfect
GIRL

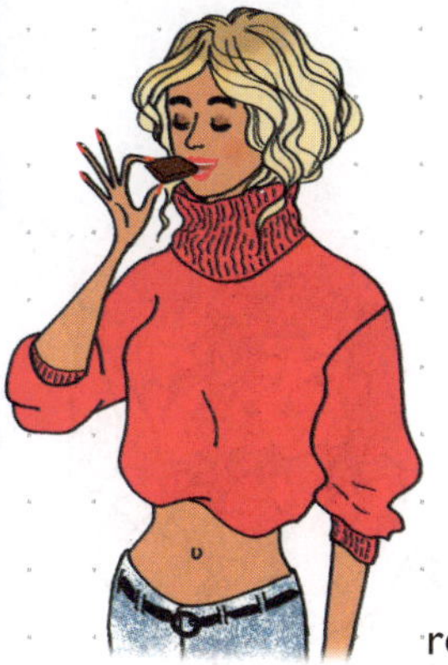

INTRODUCTION

Quel est le point commun entre les frites, le chocolat, les amandes et les crackers aux graines ? Le gras, bien sûr ! Et vous l'aimez, ce gras, vous avez même du mal à vous en passer : le croissant du dimanche matin, les cookies au goûter, les chips de légumes à l'apéro (c'est gras, ça ?), le (petit) carré de chocolat en fin de repas… Le gras fait partie des petits plaisirs de la vie ! Et puis, l'organisme en a besoin, alors pourquoi s'en priver ?

Le problème, c'est qu'il y a « gras » et « gras » et que nous avons tendance à abuser de celui qui n'est pas forcément bon pour la santé (le gras industriel) et à oublier l'autre gras, le bon, qui a effectivement de nombreux rôles importants dans l'organisme.

Le résultat de ces excès et de ce déséquilibre, c'est que votre silhouette s'empâte, vous vous sentez lourde, sans énergie, vous avez sans doute une digestion difficile, une peau à tendance acnéique… Alors, il est grand temps de réagir et de donner un sérieux coup de frein au gras !

Oui, mais en pratique, ce n'est pas aussi simple que cela : dès que vous vous mettez en tête de réduire vos apports en gras, vous êtes assaillie par des envies de fromage ou de biscuits industriels… et même quand vous êtes motivée, il y a toujours des moments compliqués à gérer : les sorties, les apéros, sans oublier le stress ou encore le plateau télé devant votre série préférée qui vous font plonger la main dans le paquet de chips…

Découvrez dans ce cahier un véritable plan d'actions spécifiquement étudié pour vous permettre d'atteindre vos objectifs. Débarrassez-vous de vos pulsions pour le gras, adoptez de bons réflexes qui vous permettront de mieux équilibrer votre alimentation et de vous sentir plus zen, suivez les menus spécialement étudiés pour votre profil et retrouvez la silhouette affinée qui vous va si bien. C'est simple et ça commence maintenant…
C'est parti !

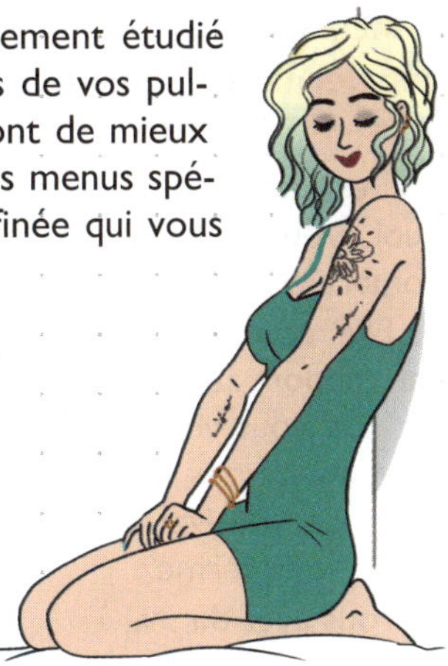

TEST :

QUEL EST MON PROBLÈME AVEC LE GRAS ?

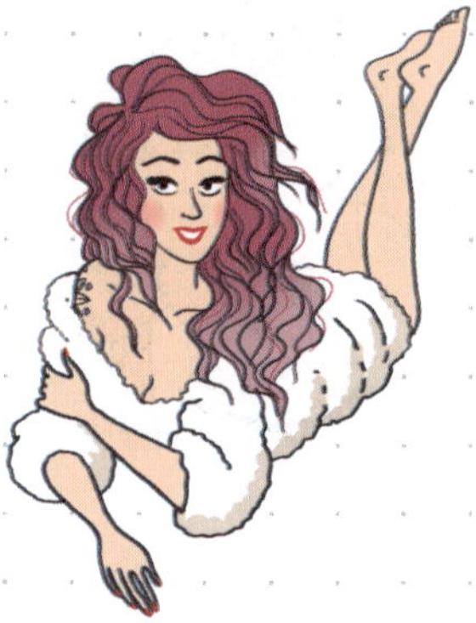

Qu'est-ce qui vous motive à réduire les graisses dans votre alimentation ? Déterminez clairement vos objectifs en cochant les affirmations qui vous correspondent le mieux…

Quel est votre niveau d'énergie actuellement ?

○ Vous avez connu mieux : vous vous sentez stressée, fatiguée au moindre effort et vous digérez mal.

△ Zéro pointé : vous êtes constamment fatiguée et manquez de motivation pour tout (sport, alimentation saine…).

□ Pas terrible : vous cumulez les infections hivernales (rhume, sinusite…).

Concernant votre alimentation des dernières semaines, vous diriez plutôt que…

○ C'est du grand n'importe quoi : vous avez cumulé de nombreux excès.

△ Elle est trop riche par rapport aux objectifs que vous vous êtes fixés, mais vous manquez de motivation sur le long terme.

□ Vous avez du mal à équilibrer vos repas entre les sorties au restaurant et les apéritifs entre amis.

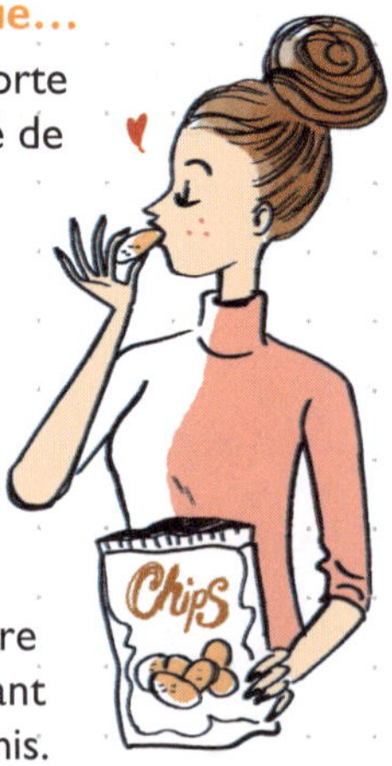

Côté poids, vous êtes plutôt…

○ Sur la mauvaise pente avec un embonpoint qui s'installe : pas étonnant avec les excès répétés des dernières semaines.

△ Empâtée : vous avez besoin de perdre au moins 1 à 2 tailles de vêtement.

□ Stable, et c'est bien le problème : vous n'arrivez pas à mincir malgré vos efforts.

Vous séjournez dans un hôtel qui propose un buffet de petit déjeuner…

○ Vous êtes incapable de résister aux muffins et pancakes garnis de pâte à tartiner chocolatée.

△ Vous savez qu'il est préférable d'éviter les viennoiseries et optez quand même pour les versions mini en vous donnant bonne conscience.

□ Vous choisissez le granola aux amandes et du yaourt grec, parce que c'est « healthy ».

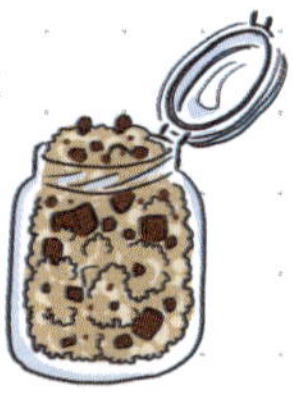

Il est 18 heures et vous n'avez pas terminé le dossier important que votre boss vous a réclamé pour le lendemain…

○ Vous calmez votre stress à coups de crackers aux graines (vous en avez toujours dans votre sac).

△ Vous préparez vite fait un sandwich au saucisson que vous avalez en 5 minutes tout en finissant votre travail.

□ Vous commandez des tacos garnis au resto mexicain du coin pour gagner du temps sur la préparation du repas.

Côté digestion, vous diriez que…

○ C'est la Bérézina : vous sentez que votre intestin souffre et a besoin de repos.

△ C'est très aléatoire : transit tantôt débridé, tantôt au ralenti.

□ C'est loin d'être le top : ballonnements fréquents et transit un peu capricieux.

Concernant votre relation à la nourriture…

○ Vous n'avez jamais vraiment prêté attention à l'aspect nutritionnel des aliments.

△ Vous êtes consciente que c'est très conflictuel : vous savez qu'ils sont mauvais, mais certains aliments ont tendance à vous faire perdre le contrôle.

□ Vous aimez manger et on vous dit souvent que vous êtes gourmande.

Quand vous faites vos courses, vous diriez plutôt que votre panier…

○ Contient beaucoup de plats tout prêts : vous manquez de temps pour cuisiner.

△ Ressemble à un panier normal, avec en prime des compléments alimentaires pour améliorer la digestion, brûler les graisses ou lutter contre la fatigue…

□ Contient beaucoup de produits bio et veggies : vous avez envie de manger plus sainement.

FAITES VOS COMPTES !

○	□	△

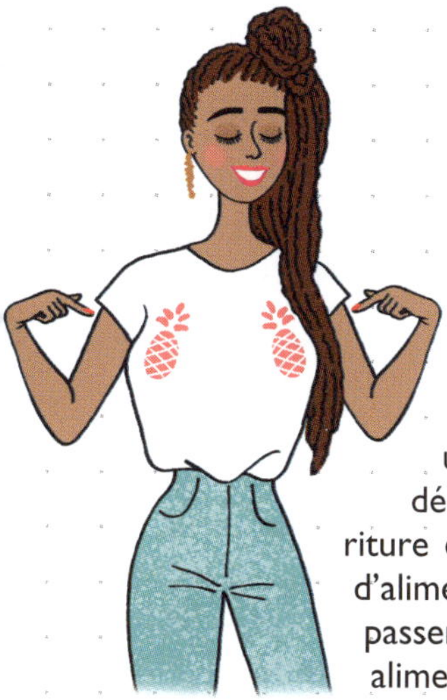

Vous avez une majorité de ○ : *Vous avez besoin d'une détox !*

Vous êtes stressée et compensez à travers la nourriture, vous avez l'impression de ne plus rien maîtriser dans votre alimentation, et votre organisme crie « au secours » ! Il est temps de réagir et, dans un premier temps, vous avez surtout besoin d'une détox pour vous déshabituer du gras, apprendre à moins compenser à travers la nourriture et vous sentir moins stressée. Même si vous aurez peut-être envie d'aliments gras de temps en temps, vous arriverez petit à petit à vous en passer complètement ! À la clé : quelques kilos en moins, une meilleure alimentation, une grande vitalité et beaucoup de sérénité !

Vous avez une majorité de △ :

Vous avez surtout besoin de vous affiner

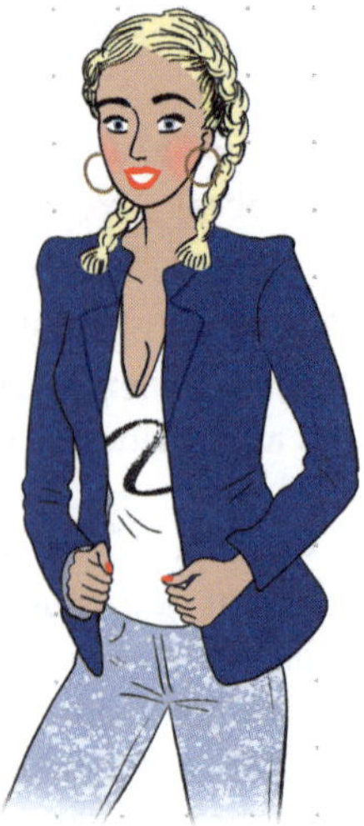

Vous ne cuisinez pas, ou peu, par manque de temps souvent, et votre consommation de gras industriel est excessive. Et surtout : votre silhouette commence vraiment à en pâtir ! En pratique, vous avez besoin de mieux vous organiser, d'apprendre à réaliser vite fait, bien fait, des repas minceur et allégés en gras, et de travailler votre motivation sur le long terme pour dire stop au grignotage ! Cela demandera des efforts pour changer vos habitudes, mais vous y arriverez grâce aux précieux conseils de ce cahier. À la clé : une silhouette vraiment affinée avec quelques kilos en moins !

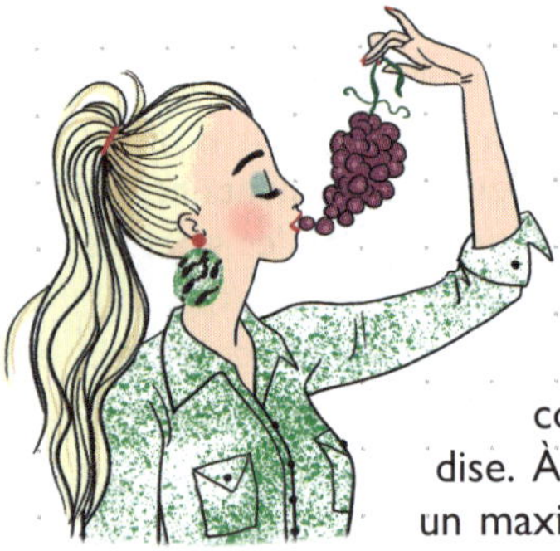

Vous avez une majorité de □ :

Vous avez surtout besoin de rééquilibrer votre alimentation

Vous voulez manger plus sainement pour booster votre énergie, mais ne faites pas toujours les bons choix... Vous avez besoin d'apprendre à équilibrer vos repas en toute circonstance (maison, sorties) et mieux contrôler votre gourmandise. À la clé : un rééquilibrage alimentaire réussi qui vous apportera un maximum de mieux-être au quotidien !

Chapitre 1

Objectif (presque) zéro gras !

Avant de passer à l'action, vous devez en connaître un minimum sur les aliments composés de gras : lesquels faut-il privilégier ? Lesquels faut-il réduire ? Quels sont les rôles des graisses dans l'organisme ? Que valent les allégés ? Vous allez tout savoir sur le gras, ce qui vous permettra de faire les bons choix et de mettre toutes les chances de votre côté pour atteindre vos objectifs.

7 raisons de manger « low fat »

Une silhouette affinée durablement !

Mieux contrôler votre consommation de graisses vous aidera à mincir sainement et durablement : les graisses apportent 9 Kcal par gramme, contre 4 seulement pour les glucides ou les protéines ! Mais cela va bien plus loin : certaines graisses sont plus facilement stockées par l'organisme, et, bien sûr il s'agit des graisses dont on a tendance à abuser : les graisses saturées, présentes majoritairement dans la junk food ! Les graisses insaturées, quant à elles (celles qui sont présentes par exemple dans l'huile d'olive, les amandes, les noix, les poissons gras…) ont des rôles fonctionnels importants (équilibre nerveux, production d'hormones…) et leur stockage dans l'organisme est moins aisé.

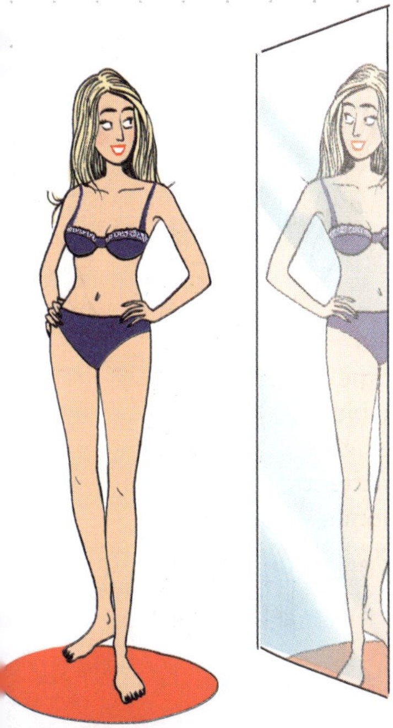

Un organisme plus fort et résistant !

Notre alimentation est souvent trop riche en graisses de la famille des oméga-6. Ces acides gras ont tendance à favoriser un état pro-inflammatoire dans l'organisme, ce qui peut gâcher votre quotidien en provoquant des sinusites, otites, gingivites… mais aussi entraîner à long terme différents troubles : risque accru de prise de poids, diabète, asthme, maladie cardiovasculaire, polyarthrite… Pour éviter cet état inflammatoire chronique, nous devons rétablir l'équilibre en consommant suffisamment d'oméga-3 qui ont des effets anti-inflammatoires reconnus.

Une mémoire et une concentration au top

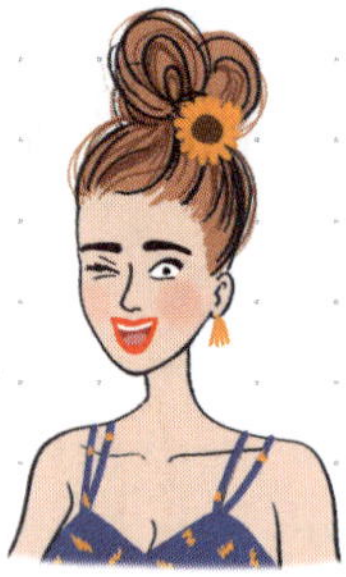

Équilibrer vos apports en graisses et, surtout, consommer suffisamment d'aliments riches en oméga-3 (poissons gras, huile de colza, noix...), améliore votre mémoire et votre concentration. Les oméga-3 sont en effet indispensables au bon fonctionnement du cerveau et optimisent les performances intellectuelles à tout âge ! À long terme, cet équilibre protège également vos artères et votre cœur (moins de risques de développer une maladie cardiovasculaire).

Une digestion superlégère

Les graisses sont des grosses molécules, longues à digérer, qui stimulent les contractions de l'estomac et des intestins : vous avez certainement déjà connu ces lourdeurs d'estomac et ces sensations hyperdésagréables lors d'une digestion qui n'en finit pas, suite à un menu festif ! Un repas trop riche en graisses se solde souvent par des crampes d'estomac, des douleurs intestinales ou une accélération subite du transit ! Optez pour des menus zéro gras pour retrouver digestion facile et ventre plat !

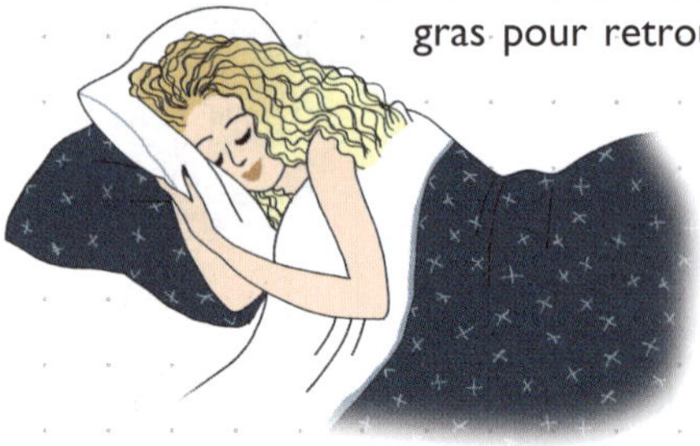

Un sommeil régénérateur

Un dîner trop riche en graisses allonge la durée de la digestion, ce qui peut altérer considérablement la qualité de votre sommeil : endormissement difficile, réveils nocturnes fréquents... Pour bien dormir et vous réveiller en pleine forme, privilégiez les dîners pauvres en graisses, pris au moins 2 heures avant votre coucher !

Une peau plus belle

La peau est souvent le reflet de tous nos excès ! Si les graisses ne sont pas les seules responsables d'une peau à problèmes (les sucres ont aussi leur part), elles jouent quand même un rôle dans l'apparition des petits boutons en favorisant un état inflammatoire au niveau de la peau, point de départ de l'acné. Le choix des graisses pour rétablir l'équilibre entre les graisses oméga-6 et oméga-3 permettra donc de limiter l'état inflammatoire et de retrouver un teint lumineux.

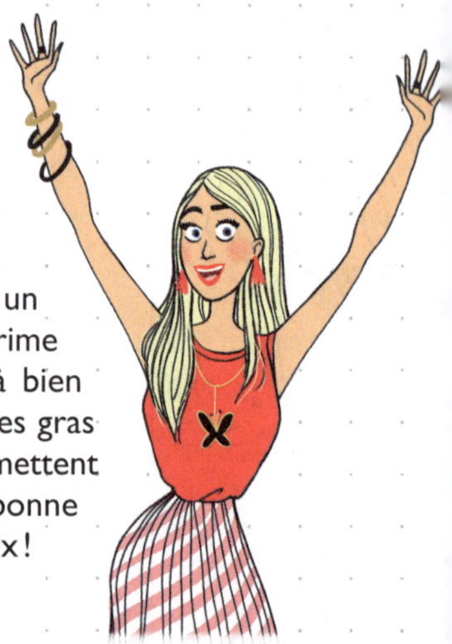

Un good mood !

Une consommation excessive de graisse saturée peut entraîner un trouble de régulation de l'humeur. Bonjour les petits coups de déprime au quotidien ! Alors qu'une carence en oméga-3 (les bons gras, à bien doser !) peut entraîner un syndrome anxieux ou dépressif : ces acides gras essentiels participent activement à notre équilibre émotionnel et permettent la production de sérotonine, une hormone qui aide à être de bonne humeur et se sentir sereine ! Suivez le guide et faites les bons choix !

Les 5 piliers d'une alimentation low fat

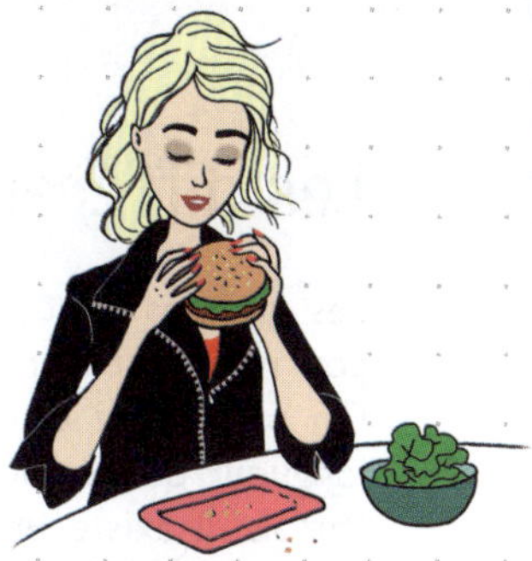

Pas d'abus de graisses totales

Vous devez avant tout contrôler votre consommation de graisses totales (tous les aliments riches en gras, que ce soit les noix de cajou, la margarine allégée, le fromage ou les chips), car tout excès déséquilibre la balance énergétique (si vous apportez trop de calories à votre organisme par rapport à vos dépenses, le surplus sera mis en réserve pour une éventuelle utilisation ultérieure, quoi que vous ayez consommé...) et favorise la prise de poids à long terme. Votre but ? Piocher dans les réserves et maintenir votre corps en super forme avec un apport de gras plus faible.

Équilibrer les graisses saturées et insaturées

Comme nous consommons généralement trop de graisses saturées (viandes grasses, fromages) par rapport aux graisses insaturées (amandes, avocat, huile d'olive...), l'idée est de rétablir l'équilibre pour que chaque type de graisse puisse assurer ses rôles dans l'organisme. Concrètement, cela passera par une réduction des graisses animales au profit des graisses végétales, plus riches en acides gras insaturés.

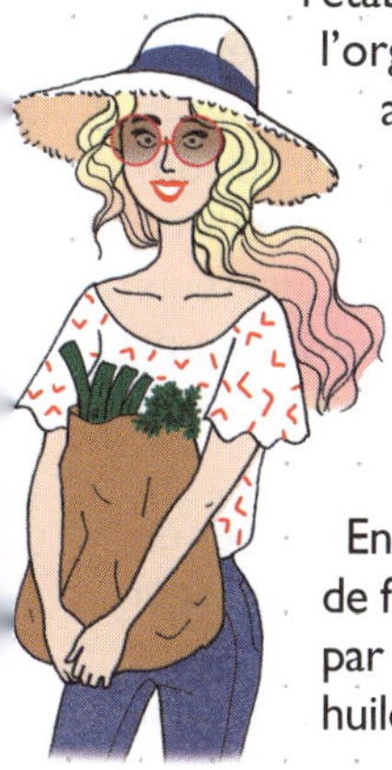

Le bon apport entre oméga-6 et oméga-3

Ces deux types d'acides gras sont en compétition dans l'organisme : une consommation excessive d'oméga-6 (qui entraîne des états inflammatoires) empêche donc les oméga-3 d'exercer pleinement leurs rôles bénéfiques sur la santé (moins de stress, humeur plus stable et apaisée, baisse des inflammations). En pratique, cet équilibre sera rétabli en modérant votre consommation de viandes et de fromages, en remplaçant des aliments riches en graisses saturées (chips, par exemple) par des aliments riches en graisses insaturées (noix, amandes...) et en choisissant des huiles végétales plus riches en oméga-3 (comme l'huile de colza, par exemple).

Le moins possible de graisse industrielle

Les graisses industrielles sont les graisses ajoutées lors de la fabrication des produits transformés (céréales du petit déjeuner, biscuits salés, pâte à tartiner...). Ces graisses sont souvent de type saturé (graisse de palme, huile de coprah, huiles hydrogénées), ce qui contribue largement au déséquilibre entre les graisses saturées et insaturées, avec leur cortège d'inconvénients (prise de poids quasi garantie, inflammations de toute sorte...).

Gare aux graisses « trans » : ce sont les pires !
Certains processus industriels, notamment ceux qui permettent d'hydrogéner les huiles afin de les rendre solides (ce qui donne aux produits alimentaires davantage de croustillant ou de fondant), génèrent la formation d'acides gras trans. Ce sont les pires des graisses industrielles ! Ces acides gras ont une structure clairement altérée, et leur nocivité dans l'organisme est démontrée ! Les risques sur les moyen et long termes ? Les maladies cardiaques, l'augmentation du taux de cholestérol sanguin, la prise de poids... Ils sont à fuir pour optimiser sa santé !

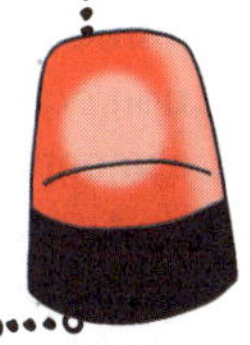

Les différentes graisses et leur rôle dans l'organisme

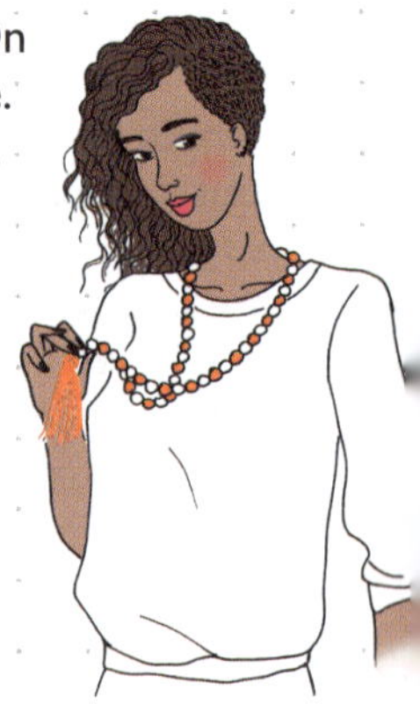

Les graisses sont composées d'acides gras (ce sont les unités de base). On pourrait comparer les acides gras à des colliers de perles de longueur variable. On parle ainsi d'acides gras à chaîne courte, moyenne ou longue, selon la longueur du « collier ».

Parfois, il existe une « double liaison » au lieu d'une simple liaison entre les atomes de carbone qui constituent les acides gras. On pourrait représenter cette double liaison par un petit pendentif sur le collier de perles. Cette double liaison rend les acides gras plus fragiles (ils supportent moins bien les cuissons à haute température par exemple), mais elle leur apporte des propriétés bénéfiques pour la santé.

Les rôles des différents lipides

Tous les acides gras jouent un rôle dans l'organisme, mais il est important qu'ils soient consommés dans les bonnes proportions (voir tableau p. 11) : c'est le déséquilibre entre les acides gras qui pose problème (prise de poids facilitée, inflammations…). Il s'agit donc de trouver un bon équilibre entre eux dans votre assiette.

Quels sont nos besoins journaliers en graisses?

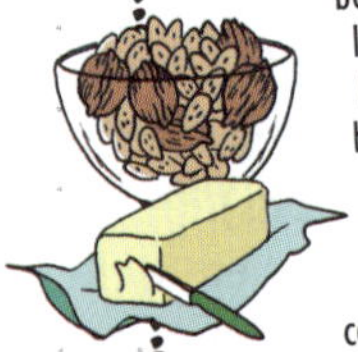

Pour une femme adulte dont les besoins énergétiques journaliers sont en moyenne de 1800 Kcal par jour, les besoins en graisses totales sont de 35 à 40 % de 1800 Kcal, c'est-à-dire : 70 à 80 g par jour, tout compris (huiles, beurre, graisses présentes dans les amandes, les fromages…).

Les acides gras saturés sont des colliers de perles de longueur variable (chaîne courte, moyenne ou longue) qui ne contiennent pas de pendentif (pas de double liaison). Présents dans de très nombreux produits alimentaires, nous devons modérer leur consommation pour éviter leur stockage dans l'organisme et prendre du poids.

Les acides gras mono-insaturés sont des colliers de perles de longueur importante (chaîne longue) qui contiennent un seul pendentif (une double liaison). Ces acides gras représentent idéalement la moitié des acides gras que l'on consomme par jour, d'où l'importance de les privilégier au quotidien.

Les acides gras poly-insaturés sont des colliers de perles de longueur importante (chaîne longue) qui contiennent plusieurs pendentifs (plusieurs liaisons doubles). Nos besoins en acides gras poly-insaturés sont faibles comparativement aux acides gras saturés ou mono-insaturés, mais ils sont présents en petite quantité dans les aliments, alors que les acides gras saturés sont très présents dans notre alimentation, ce qui implique donc d'en manger plus. **Dans cette classe, certains acides gras sont dits « essentiels »**, car l'organisme ne sait pas les synthétiser et ils sont très importants dans une alimentation équilibrée : il s'agit des acides gras de type oméga-6 et oméga-3. Un apport alimentaire est donc indispensable en sachant que le ratio entre oméga-6 et 3 doit aussi être équilibré : on considère qu'un ratio de 1/5 (5 fois plus d'oméga-6 que d'oméga-3) permet une utilisation optimale par l'organisme de chaque type d'acides gras. Sachez qu'habituellement, ce ratio est plutôt de 1/15 voire 1/20 !

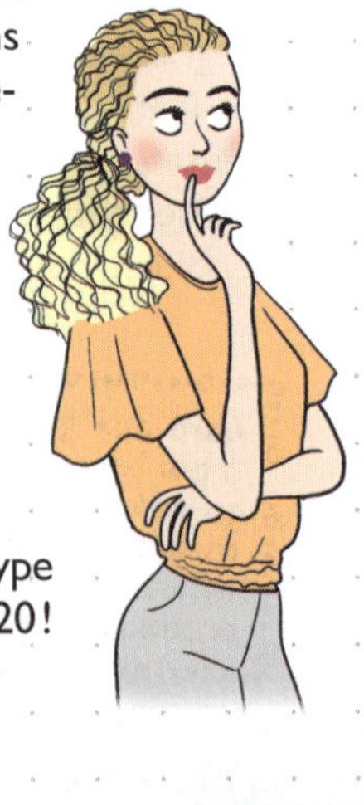

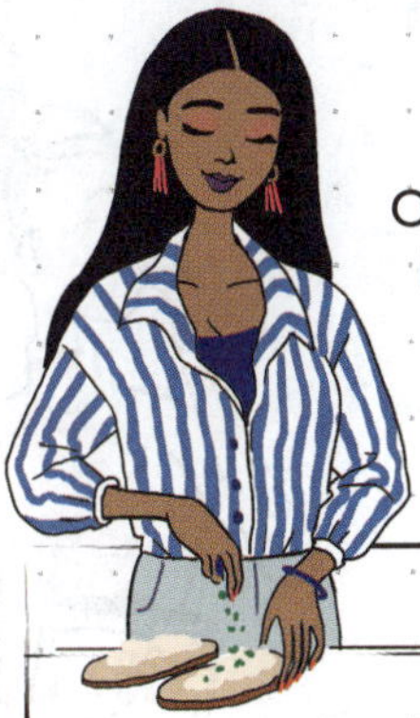

On abuse donc (sans le savoir) des oméga-6 et cela a une incidence sur l'état inflammatoire du corps (prise de poids, risques accrus d'infections…).

Au sein de la famille des oméga-3, on distingue l'EPA (acide eicosapentaénoïque) et le DHA (acide docosahexaénoïque), particulièrement bénéfiques pour le cerveau et le système cardiovasculaire.

	Rôles	Besoins	Sources
Acides gras saturés	Fourniture d'énergie Fonctionnement des cellules Constitution des membranes cellulaires	12 % max de l'AET	Lait et fromages Beurre, crème Huile d'arachide, de palme, de coco Viandes, volailles Plats cuisinés Charcuteries 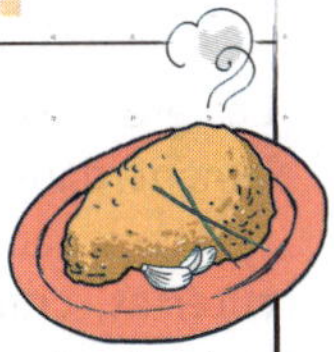
Dont acides gras trans	Aucun effet bénéfique	< 1 % de l'AET	Viennoiseries, pâte à tartiner, biscuits
Acides gras mono-insaturés : Oméga-9	Protection du système cardiovasculaire Constituants des membranes cellulaires Fournissent de l'énergie	15 à 20 % de l'AET	Huile d'olive Huile de noisettes Noisettes Olives Amandes Graisse d'oie Avocat Cacao 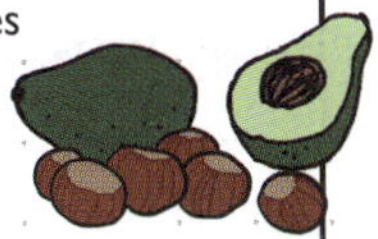
Acides gras polyinsaturés : Oméga-6	Constitution des membranes cellulaires Coagulation sanguine Système immunitaire Fabrication d'hormones	4 % de l'AET	Graines de tournesol Huile de tournesol Huile de maïs, de soja Viandes Œufs
Oméga-3	Protection du système cardiovasculaire Réduction de l'inflammation	1 % de l'AET	Noix Huile de noix Huile de colza Huile de Cameline Graines de lin 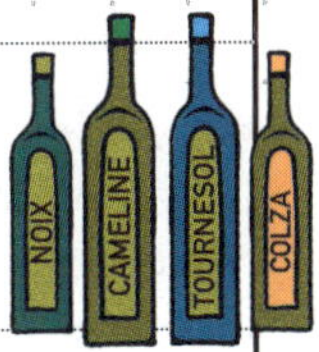
EPA + DHA	Prévention du vieillissement cérébral et maladies neurodégénératives	500 mg/jour	Poissons gras
Graisses totales	35 à 40 % de l'apport énergétique total (AET)		

Même si les oméga-3 jouent des rôles importants dans l'organisme, il n'est pas nécessaire d'en consommer en grande quantité : 1 % de l'AET (soit environ 2 g par jour) suffit ! Cela correspond par exemple à 1 c. à s. d'huile de colza et 4 noix.

Les graisses visibles et cachées

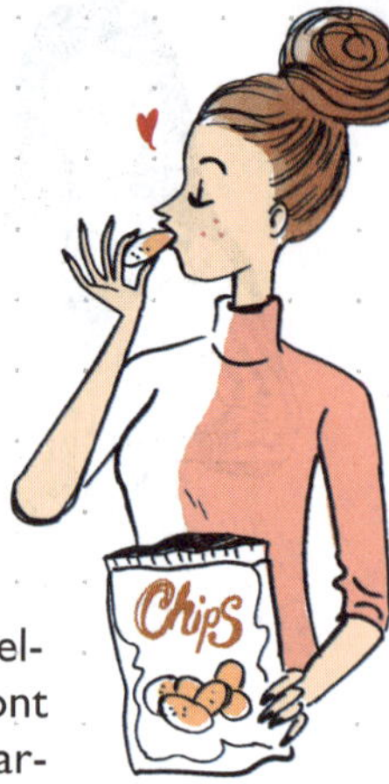

Les graisses que l'on connaît...

Les graisses visibles sont les corps gras que vous consommez sous forme de beurre, d'huile, de crème fraîche, de purée d'amandes, de mayonnaise ou de sauce béarnaise : elles sont faciles à détecter.

Et celles que l'on oublie !

Les graisses « cachées » sont moins évidentes, car elles sont présentes naturellement dans certains aliments (cacahouètes, cacao, viandes, avocat...) ou sont ajoutées par les industriels lors de la fabrication des produits alimentaires (charcuteries, crackers salés, crème glacée...).
Les graisses cachées peuvent être présentes en quantité très importante dans certains produits.

Coup de projecteur sur les graisses et leurs équivalents

Voici quelques exemples de teneur en graisses pour vous y retrouver !

TENEUR EN GRAISSES	10 g de graisses **= 1 c. à s. d'huile**	20 g de graisses **= 2 c. à s. d'huile**	30 g de graisses **= 3 c. à s. d'huile**
ALIMENTS	30 g de roquefort (1 portion) 1 yaourt Gervita® nature ½ à 1 part de nuggets végétariens 50 g de saucisse végétale 15 g de tarama (1 c. à s.) 70 à 100 g de pâté végétal 20 à 25 g de chocolat noir	100 g de lardons classiques 3 saucisses de Strasbourg, type Knaki® 50 g de chorizo 3 belles madeleines coquille 1 croissant aux amandes 1 part de quiche aux légumes du commerce	80 g de chips de légumes 1 friand au fromage 1 assiette de spaghettis à la carbonara 2 merguez (au bœuf et mouton) 2 croissants au beurre

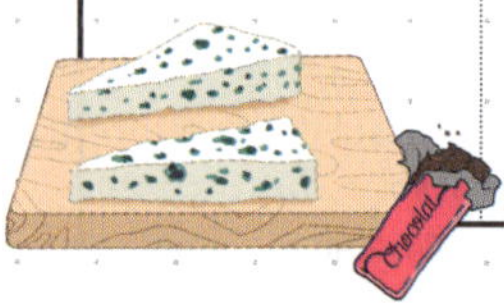

Ce que je dois retenir...

Attention aux graisses industrielles et à la cuisson

Les excès de graisses viennent surtout des graisses cachées, par la consommation excessive de produits industriels (chips, pizzas, biscuits salés...), mais aussi par les excès d'huile de cuisson (trop de fritures, rissolages...).

Vive le fait maison !

Privilégier la cuisine faite maison permet donc de mieux contrôler sa consommation de graisses totales.

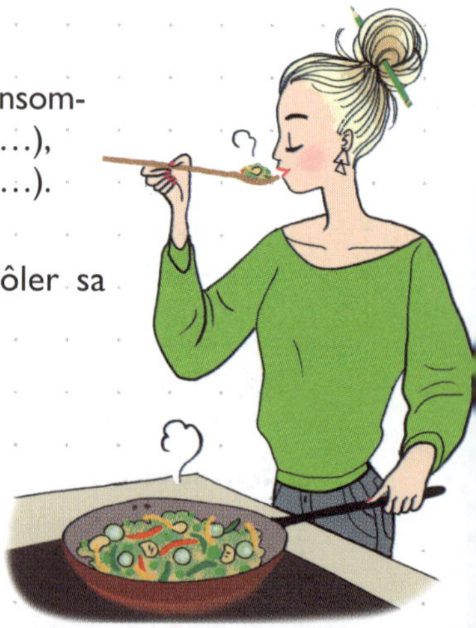

Zoom sur les graisses industrielles

Quelles graisses les industriels utilisent-ils dans leurs produits ? Quelques-unes se trouvent au top des préférences des industriels, ce sont les plus nocives. Sachez les reconnaître !

L'huile de palme : la pire pour la santé et l'écologie

Son principal inconvénient

Riche en acides gras saturés (50 %), l'huile (ou la graisse) de palme est particulièrement riche en acide palmitique (d'où son nom), un acide gras saturé à longue chaîne qui augmente le risque cardiovasculaire. Appréciée des industriels, elle est peu onéreuse et, hélas ! largement utilisée pour la réalisation des pâtes à tartiner du commerce, viennoiseries, biscuits, plats cuisinés en tout genre… Elle se conserve bien (peu de phénomène de rancissement), ce qui présente un avantage pour l'industrie agroalimentaire.

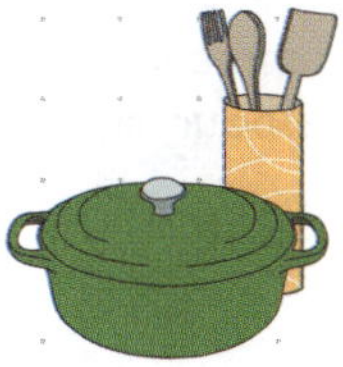

Son autre big fail

Son utilisation massive a largement contribué à la déforestation dans certains pays d'Asie, avec des conséquences dramatiques sur l'écosystème.

L'huile de coprah : une fausse bonne amie en cuisine

Trop raffinée pour être consommée

Cette huile provient de la pulpe de noix de coco, mais, contrairement à l'huile de coco, elle est raffinée (un traitement thermique est appliqué pour l'extraire et elle est traitée chimiquement pour être désodorisée).

Déséquilibre assuré dans vos apports quotidiens !

Alors, attention, elle est très très riche en acides gras saturés (90 %), sa consommation excessive contribue à déséquilibrer le rapport entre les acides gras saturés et insaturés.

L'huile de tournesol, à savoir doser

Apparemment bonne… mais non !

Cette huile végétale, très commune, est énormément utilisée par l'industrie agroalimentaire, car elle est peu onéreuse et stable à la cuisson. On la retrouve massivement dans les chips, les sauces, les plats cuisinés en tous genres, mais aussi les produits bio, les pâtes à tartiner végétales…

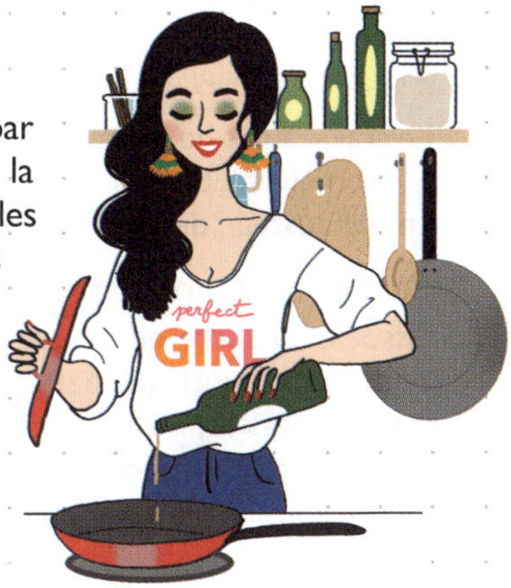

C'est quoi son problème ?

Riche en acides gras de la famille des oméga-6 pro-inflammatoires, sa consommation excessive déséquilibre le rapport entre oméga-6 et oméga-3, ce qui nuit aux bénéfices des oméga-3 dans l'organisme. Attention donc aux étiquettes, et triez vos aliments en conséquence !

L'huile hydrogénée (même partiellement) : le piège

Une huile qui donne du goût aux aliments

C'est une huile qui a subi un traitement pour devenir solide à température ambiante, ce qui lui confère des propriétés intéressantes en agroalimentaire : cela permet d'apporter du moelleux, du fondant (pâte à tartiner, barres chocolatées) ou, au contraire, davantage de croustillant (crackers, biscuits…). Une aubaine pour les industriels… mais pas pour votre santé !

Bourrée d'acides gras trans !

Lorsque les acides gras sont dénaturés, il y a formation d'acides gras trans dont la nocivité pour le système cardiovasculaire est bien reconnue.

Comment les graisses nous rendent addicts

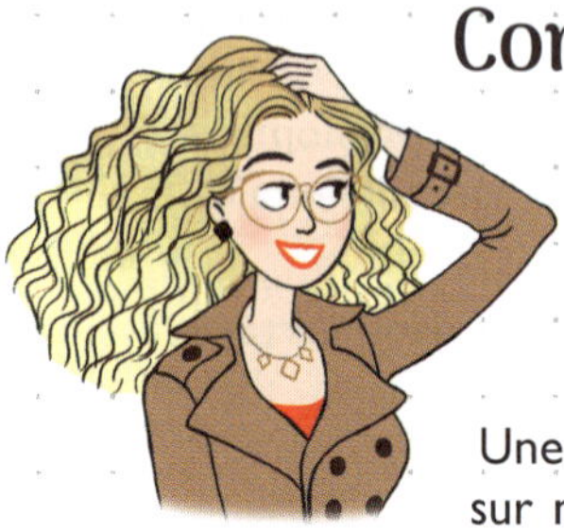

Pourquoi est-ce si compliqué d'arrêter de manger quand on a commencé à mettre la main dans un paquet de chips ? Même problème pour la pâte à tartiner chocolatée, le fromage ou la crème glacée…

La faute au gras saturé…

Une consommation trop importante de graisses saturées a une répercussion sur nos comportements *via* notre fonctionnement cérébral.

Un système de récompense bien inconscient

En effet, manger gras apporte une certaine satisfaction gustative et notre cerveau libère alors de la dopamine, « l'hormone de la récompense », qui déclenche la sensation de plaisir et de bien-être. Mais ce système s'altère quand on consomme trop de graisses saturées, si bien que la consommation de graisses doit être constamment augmentée pour que le cerveau libère la même dose de dopamine et nous fasse ressentir cette sensation de bien-être. Eh oui, les graisses saturées agissent comme une drogue où la quantité doit être sans cesse augmentée pour avoir sa dose de plaisir gustatif !

Les pièges de l'alimentation industrielle

Le gras n'a pas de véritable goût en lui-même, mais il procure une sensation agréable en bouche qui stimule l'appétit, surtout quand il est associé à d'autres ingrédients (sel, sucre). Bref, c'est un exhausteur de goût. Voilà un avantage dont l'industrie agroalimentaire a su tirer parti !

Du plaisir compulsif incessant (sucre + gras)…

Associé au sucre en grande quantité, le gras peut entraîner une véritable frénésie alimentaire, ainsi qu'une perte de la sensation de satiété (vous ne vous sentez jamais rassasiée, malgré les calories absorbées). C'est ce qui se passe, par exemple, avec la pâte à tartiner chocolatée, la crème glacée ou avec les barres chocolatées industrielles.

… au grignotage permanent (sel + gras) : les effets seront les mêmes !

Associé au sel (biscuits apéritifs, par exemple), on aboutit encore à une perte de la sensation de satiété, surtout en présence d'exhausteurs de goût, tel le glutamate de sodium qui stimule l'appétit. Vérifiez donc l'absence de glutamate dans la liste pour ne pas vous faire avoir (code E620 ou E621). Attention, le glutamate se cache parfois sous la dénomination « levures » ou « arômes ».

Dans les deux cas (gras + sucre ou sel), vous grignoterez en continu, un comportement alimentaire savamment étudié par les industriels !

Apprenez à dire « stop ! » et à trouver les alternatives saines !

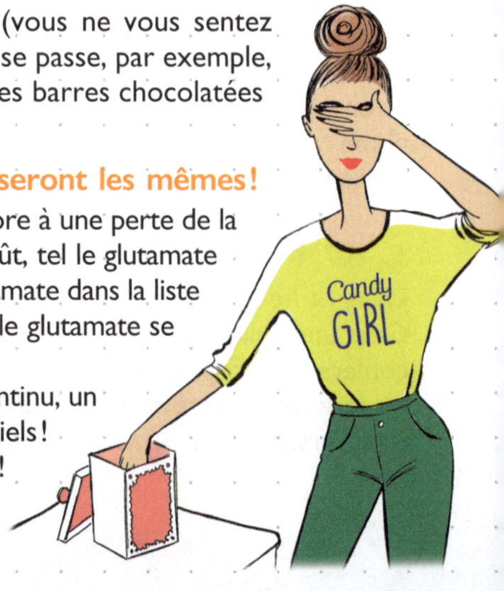

Tableaux récap' des teneurs en graisses

Retrouvez ci-dessous les teneurs *moyennes* en graisses des aliments (liste non-exhaustive). Plus la teneur des aliments est haute, plus ces aliments poseront problème si vous les consommez sans savoir les répartir de façon équilibrée dans votre alimentation.

Produits laitiers et alternatives végétales

ALIMENTS	TENEUR MOYENNE EN GRAISSES
Camembert	22 à 25 %
Cancoillotte	4 à 6 %
Crème dessert	3 à 5 %
Faisselle	0 à 7 %
Feta	18 %
Fromage à tartiner (moyenne)	20 %
Fromage affiné à pâte dure	28 %
Fromage blanc	0 à 7 %
Gorgonzola	30 %
Gruyère, emmental	28 %
Lait de chèvre	4 %
Lait de soja	2 %
Lait de vache écrémé	0,2 %
Lait de vache demi-écrémé	1,5 %
Lait de vache entier	3,5 %
Lait végétal (amande, avoine...)	2 %
Mascarpone	80 %
Mozzarella	20 %
Petit-suisse	0 à 10 %
Ricotta	13 %
Roquefort	32 %
Yaourt au lait de coco	3 à 10 %
Yaourt au soja	2 %
Yaourt nature au lait de brebis	3 à 7 %
Yaourt nature au lait de vache	0 à 3,5 %
Yaourt enrichi en crème (grec)	10 %

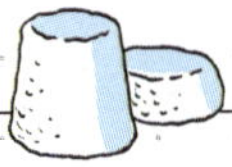

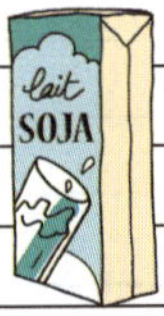

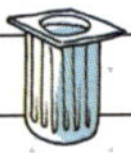

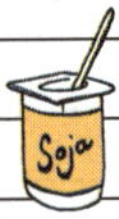

Viandes, charcuteries, poissons et œufs

ALIMENTS	TENEUR MOYENNE EN GRAISSES
Agneau (gigot dégraissé)	8 %
Agneau (côtelette)	16 %
Anchois	6 %
Bacon (filet maigre)	2,5 %
Bœuf (bavette)	5 %
Bœuf (entrecôte)	11 %
Bœuf (rosbif)	3 %
Boulettes de viande	10 à 20 %
Bresaola	4 %
Canard (aiguillettes)	4 %
Chipolatas	20 %
Dinde	3 %
Foie gras	50 %
Harengs	12 %
Jambon blanc	3 %
Jambon cru sec	12 %
Lardons	22 %
Maquereau	13 %
Merguez	28 %
Mortadelle	27 %
Mousse de canard	36 %
Mouton (moyenne)	14 %
Œufs	12 %
Pâtés	26 %
Poisson blanc (cabillaud, lieu...)	1 à 3 %
Porc (rôti dans le filet, escalope dégraissée)	3 à 4 %
Porc (échine)	14 %
Porc (travers)	18 %
Poulet (blanc)	2 à 3 %
Poulet (cuisse avec peau grillée)	10 %
Rillettes	40 %

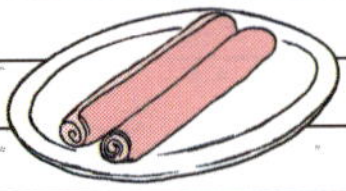

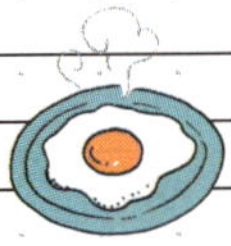

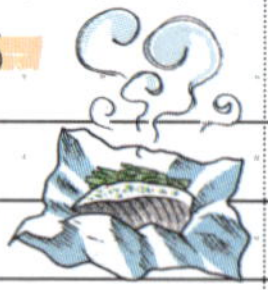

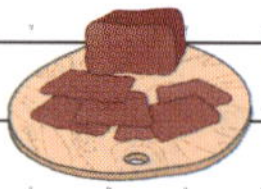

ALIMENTS	TENEUR MOYENNE EN GRAISSES
Sardines	10 %
Saumon	14 %
Saucisses de Strasbourg	26 %
Saucisses de Toulouse	24 %
Saucisson sec	34 %
Steak haché de bœuf	5 à 15 %
Terrine de canard	27 %
Terrine de poisson	14 %
Terrine ou mousse de légumes	10 %
Thon	3 à 5 %
Veau (escalope)	3 %
Veau (épaule)	10 %
Veau (foie)	3,5 %
Viande des Grisons	5 %

Fruits et légumes frais et secs

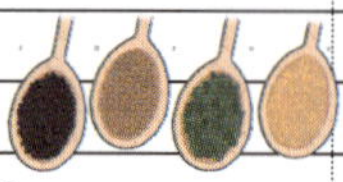

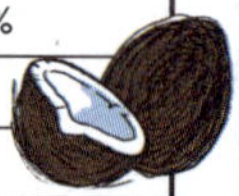

ALIMENTS	TENEUR MOYENNE EN GRAISSES
Amandes	54 %
Avocat	15 %
Cacahouètes	50 %
Fruits frais	0
Graines de chia	30 %
Graines de lin	36 %
Graines de courge	45 %
Graines de tournesol	55 %
Graines de sésame	50 %
Légumes frais et surgelés nature	< 1 %
Légumes secs (pois chiches, lentilles, haricots rouges…)	< 1 %
Olives	15 à 17 %
Noisettes	60 %
Noix de coco séchée	70 %
Noix (de Grenoble, cajou, pécan)	50 à 70 %
Pistaches	48 %
Pignons de pin	65 %

Pain, biscottes, céréales et féculents

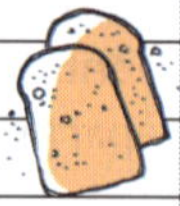

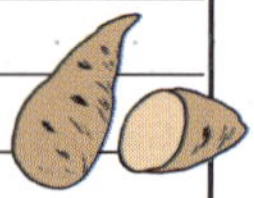

ALIMENTS	TENEUR MOYENNE EN GRAISSES
Biscottes	5 à 7 %
Biscuits petit déjeuner	15 à 23 %
Boulgour	< 2 %
Céréales au blé ou au maïs type corn flakes ou flocons de blé	1 %
Céréales fourrées au chocolat	15 %
Crackers ordinaires	13 %
Crackers aux graines	17 à 25 %
Flocons d'avoine, de seigle, d'épeautre	3 à 7 %
Muesli croustillant (granola)	12 à 25 %
Muesli floconneux	4 %
Pain aux noix	5 à 13 %
Pain ordinaire	< 2 %
Pâtes	< 2 %
Pommes de terre et patates douces	< 1 %
Quinoa	6 %
Riz	< 2 %
Semoule	< 2 %
Tartines croustillantes	7 %

Produits sucrés, gâteaux et biscuits

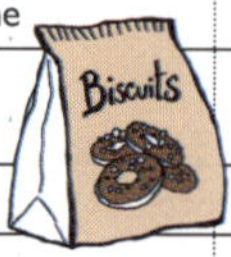

ALIMENTS	TENEUR MOYENNE EN GRAISSES
Barre chocolatée de type Mars®	30 %
Barre de céréales	7 à 16 %
Beignet fourré à la pomme	16 %
Biscuits nappés de chocolat	23 %
Biscuits secs (moyenne)	20 %
Biscuits « Petit beurre »	13 %
Brioche	18 %
Chocolat au lait	35 %
Chocolat noir	40 %
Cookies	26 %

ALIMENTS	TENEUR MOYENNE EN GRAISSES
Crème glacée	10 %
Croissant	20 à 25 %
Gâteau au chocolat	25 %
Gaufre	25 %
Madeleines	26 %
Macarons	18 %
Nougat	25 %
Pain au chocolat	23 %
Pâte à tartiner chocolatée	32 %
Quatre quart ou cake sucré	22 %
Sorbet	0
Sucre	0
Tarte aux fruits	20 %

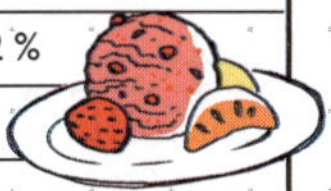

Plats cuisinés, industriels et veggies

ALIMENTS	TENEUR MOYENNE EN GRAISSES
Beignets de calamars	12 %
Beignets de crevettes	10 %
Biscuits salés	25 %
Cassoulet complet	5 à 10 %
Caviar d'aubergines	10 à 25 %
Céleri rémoulade	6 à 13 %
Coleslaw	5 à 12 %
Chips	30 %
Cordon bleu	12 à 15 %
Crackers salés	10 à 20 %
Croque-monsieur	7 à 14 %
Épinards à la crème	2 à 5 %
Falafels	7 %
Frites cuites au four	6 %
Frites classiques	12 %
Guacamole	5 à 20 %
Gratin Dauphinois	6 %

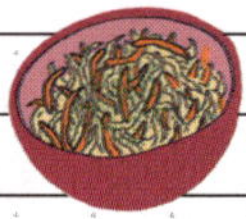

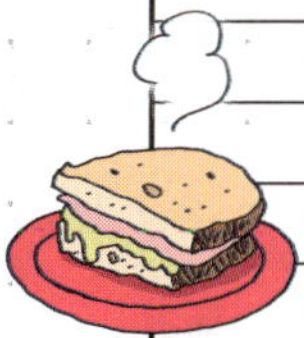

ALIMENTS	TENEUR MOYENNE EN GRAISSES
Gratin de chou-fleur	6 %
Houmous	7 à 30 %
Hachis Parmentier	5 %
Lasagnes à la viande	4 à 9 %
Lasagnes végétariennes	2 à 5 %
Légumes farcis	3 à 9 %
Macédoine de légumes à la mayonnaise	10 %
Mini-feuilletés apéritifs	20 %
Moussaka	8 à 13 %
Nems	13 %
Nuggets de poulet	12 %
Paëlla complète	3 %
Palets de légumes	3 à 6 %
Pâte brisée	20 %
Pâte feuilletée	30 %
Pizza	7 à 20 %
Poêlée de légumes cuisinée	0,5 à 5 %
Poisson en sauce	2 à 6 %
Poisson pané	10 %
Pommes dauphine	17 %
Pommes noisette cuites au four	7 %
Purée de légumes à la crème	1 à 3 %
Quiche salée	18 %
Ratatouille cuisinée	2 à 5 %
Rouleaux de printemps	1 %
Samossa	14 %
Soupe en brique	1 %
Steak de soja	5 à 12 %
Surimi	2 %
Sushis au saumon	4 %
Taboulé	1 à 8 %
Tarama	55 %
Tartinade de légumes	18 %

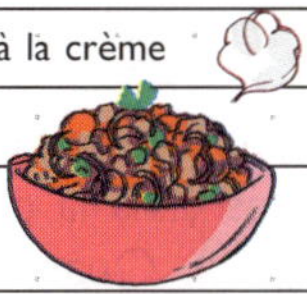

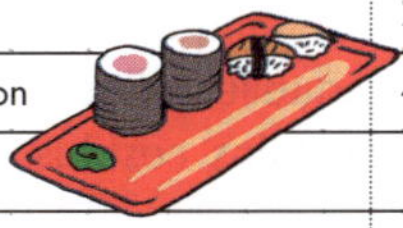

Attention : certaines teneurs en graisses peuvent paraître faibles. Vérifiez toujours quelle portion vous consommez (une portion de lasagnes = environ 350 g, une portion de taboulé = 150 g…).

Matières grasses et sauces

ALIMENTS	TENEUR MOYENNE EN GRAISSES
Amande cuisine	5 à 10 %
Avoine cuisine	5 à 10 %
Beurre allégé	25 à 41 %
Beurre ordinaire	82 %
Crème de coco	25 %
Crème de soja	15 à 18 %
Crème fraîche entière	32 %
Crème fraîche allégée	15 %

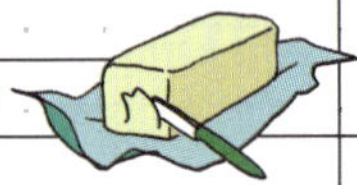

ALIMENTS	TENEUR MOYENNE EN GRAISSES
Ghee	99 %
Huiles végétales (tous types)	100 %
Ketchup	1 %
Lait de coco	18 %
Margarine ordinaire	80 %
Mayonnaise	75 à 80 %
Moutarde	2 à 12 %
Purée d'oléagineux (amandes, noisettes, tahin…)	50 à 60 %
Sauce soja	0
Sauce tartare, béarnaise, hollandaise…	20 à 50 %
Sauce tomate	< 3 %
Sauce vinaigrette légère	25 à 50 %
Vinaigrette classique	70 %

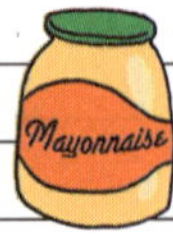

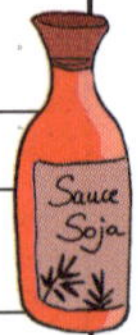

Vive les fibres !

Savez-vous que consommer des fibres permet de réduire le taux d'absorption des graisses, mais aussi de mieux maîtriser notre appétit et de réguler le transit intestinal ? Intégrez-les à chaque repas !

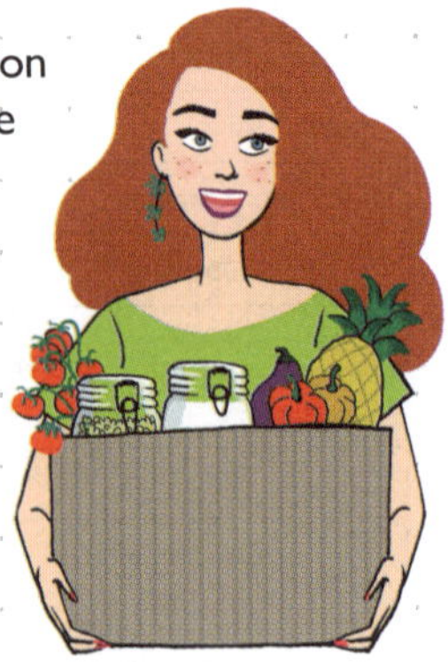

Les fibres solubles coupe-faim

Certaines fibres gonflent en présence d'eau : ce sont les fibres solubles (pectines contenues dans la pomme ou la carotte, bêta-glucanes dans l'avoine ou l'orge…). Quand on les consomme, ces fibres agissent comme un coupe-faim dans l'estomac : en se gorgeant d'eau, elles créent un gel qui remplit efficacement l'estomac, ralentit la digestion et crée une sensation de satiété.

Elles ont aussi un effet antigraisse !

Mais leur effet bénéfique ne s'arrête pas là : ces fibres captent également une partie des graisses avec lesquelles elles sont ingérées. En effet, quand elles gonflent, les fibres solubles emprisonnent certains résidus comme les graisses qui sont moins bien absorbées.

Les principales sources de fibres solubles

Pectines	Gommes et mucilages	Bêta-glucanes
Pomme	Algues (wakame, spiruline, chlorelle…)	Orge (grains, farine)
Carotte	Graines de lin	Son et flocons d'avoine
Coing	Graines de chia	Levure de bière
Orange	Psyllium	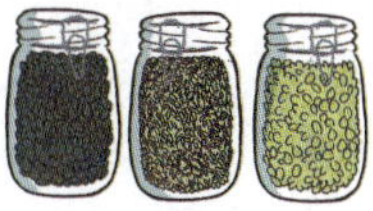
Courgette		
Asperge		
Courges 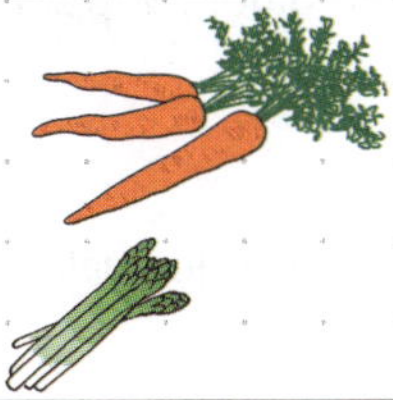		

Les fibres solubles ont besoin d'eau pour agir efficacement !
Buvez 1 grand verre d'eau à chaque fois que vous consommez des fibres solubles.

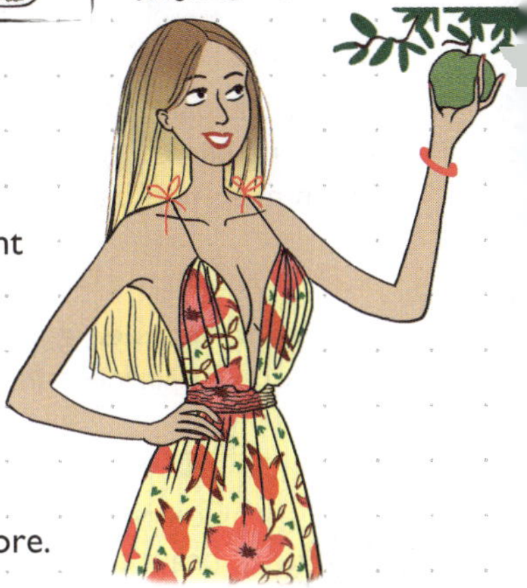

Et les fibres insolubles ?

Elles régulent la faim

Les fibres insolubles n'ont pas la même action : elles ne se dissolvent pas dans l'eau, mais gonflent quand même et ont donc également un impact sur la satiété.

Elles facilitent le transit intestinal

Par ailleurs, de nombreuses fibres insolubles jouent le rôle de prébiotiques dans l'intestin : elles favorisent le développement des bonnes bactéries intestinales et participent ainsi à l'équilibre de la flore.

Les principales sources de fibres insolubles

Il s'agit notamment : des céréales complètes et semi-complètes (blé, riz…), des légumineuses (lentilles, pois chiches, haricots rouges), de tous les fruits et les légumes.

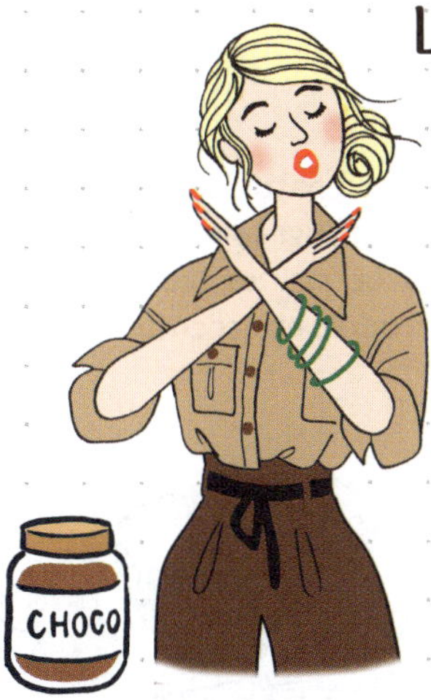

Les 10 aliments « high fat » à bannir

Certains aliments industriels sont particulièrement riches en graisse de qualité médiocre. Ils sont très riches en calories et n'apportent rien d'intéressant nutritionnellement. Bannissez-les de votre quotidien !

La pâte à tartiner chocolatée industrielle

Riche en graisses bas de gamme (huile de palme ou de coprah), ultratransformée et bourrée de sucre… Rangez-la aux oubliettes si vous voulez mincir et rééquilibrer votre alimentation !

Les chips

Elles sont souvent préparées avec de l'huile de tournesol, très riche en oméga-6, pro-inflammatoire. À zapper d'urgence !

Les rillettes de porc

Avec 40 % de graisse, il s'agit d'une des charcuteries les plus *fat* qui soit ! Préférez les rillettes de canard (qui contiennent des graisses insaturées) et surtout les charcuteries maigres (viande des Grisons, jambon…) pour leurs apports en protéines. Sinon, zappez-les le plus souvent possible !

Les saucisses de Strasbourg (Knaki®)

Elles contiennent plus de 25 % de graisses, mais aussi d'autres ingrédients de qualité médiocre : sucre, conservateurs, colorants, arôme de fumée… Basta !

Le pain au chocolat

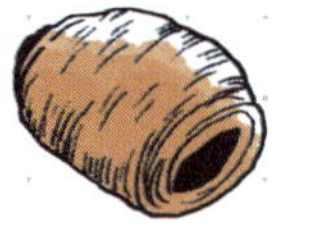

Élaboré à partir de pâte feuilletée (30 % de graisse), de sucre et de chocolat (souvent bas de gamme), préférez-lui un morceau de bon pain de campagne au levain avec une barre de vrai chocolat noir, riche en cacao.

Les pizzas industrielles

Elles sont riches en graisses saturées, mais aussi de faible intérêt nutritionnel (peu de fibres, beaucoup de farine raffinée…). Préparez-les vous-mêmes !

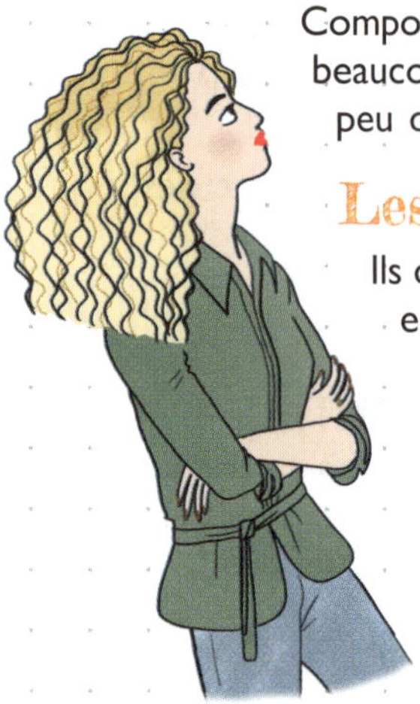

Les barres chocolatées

Composées de graisses de médiocre qualité et riches en sucre raffiné, elles apportent beaucoup de calories vides qui ne nourrissent pas véritablement l'organisme (très peu de vitamines, magnésium, potassium…).

Les feuilletés à la saucisse

Ils cumulent deux produits riches en graisse saturée (feuilleté riche en beurre ou en graisse de palme et viande de porc ou de bœuf). Pauvres en fibres, ils ont peu d'impact sur la satiété. Après en avoir mangé, vous en redemanderez… C'est ça la compulsion alimentaire !

Les nuggets de poulet

Même s'ils ne sont pas très gras, ils sont souvent élaborés à partir de viande reconstituée (déjà, c'est louche !) et contiennent des ingrédients peu recommandés (additifs alimentaires qui peuvent provoquer des allergies, sucre ajouté qui augmente l'index glycémique du produit et accentue le terrain inflammatoire de l'organisme).

La mayonnaise industrielle

Souvent élaborée avec de l'huile de tournesol riche en oméga-6, elle apporte 75 % de graisses ! Préparez vous-même une sauce mayonnaise maison avec de l'huile de colza (excellent apport en oméga-3) et coupez-la avec du fromage blanc : le tour est joué !

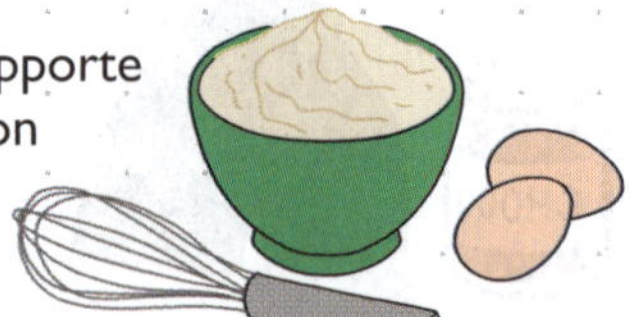

Les mauvaises habitudes high fat des healthy girls

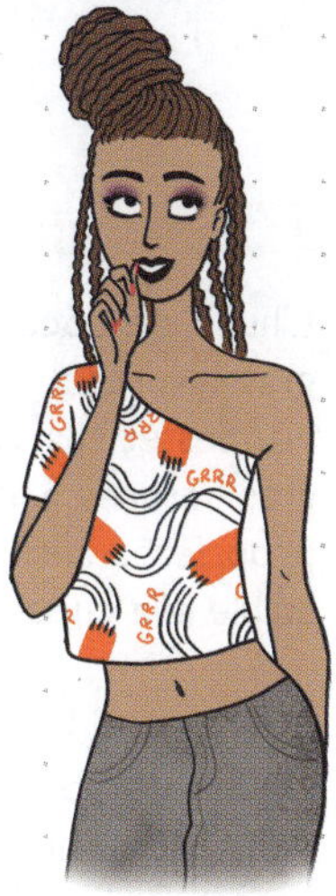

Certains aliments jouissent d'une belle réputation : ils sont sains, riches en nutriments essentiels, bons pour la peau, bons pour le cerveau… Mais, comme souvent, quand c'est sain, on a tendance à en abuser ! Petit tour d'horizon des aliments *high fat* à consommer avec modération quand on veut mincir et détoxifier son organisme…

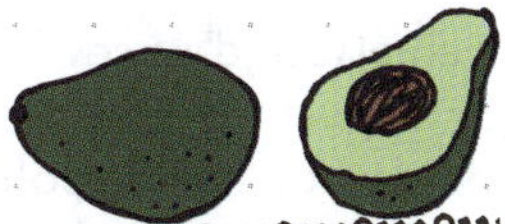

L'avocat : un désastre écologique pour la planète !
Déforestations pour sa production, bilan carbone très lourd à cause de son transport depuis l'Amérique latine…, l'avocat est plutôt désastreux pour l'environnement ! Une autre bonne raison pour modérer votre consommation.

L'avocat

L'avocat renferme 14 % de graisses, composées d'acides gras de type mono-insaturées qui protègent le cœur et ses vaisseaux. Il est aussi riche en vitamine E, antioxydante, et en cuivre, potassium, vitamine B9… On peut donc le considérer comme un aliment healthy !
Mais n'oubliez pas que sa richesse en graisses (même si elles sont bonnes pour la santé) en fait un fruit riche en calories et que tout abus de graisses totales se soldera par un déséquilibre alimentaire avec risque de prise de poids à la clé.
La bonne consommation : ½ avocat, 2 fois par semaine (sans mayonnaise !) et surtout pas tous les jours !

Les oléagineux

Noix, amandes, noisettes… Les oléagineux sont riches en graisses (plus de 50 %), majoritairement insaturées (celles que nous devons privilégier pour notre santé et notre bien-être). Les oléagineux sont également riches en protéines, magnésium, potassium, calcium, fibres… De vraies petites pépites nutritionnelles ! Mais l'engouement autour de ces aliments conduit parfois à une consommation excessive (sous forme de produits bruts ou dérivés tels que les purées d'oléagineux, par exemple). Vous devez donc veiller à maîtriser votre consommation d'oléagineux pour avoir une consommation totale de graisses raisonnable, surtout si votre objectif est de vous alléger de quelques kilos.

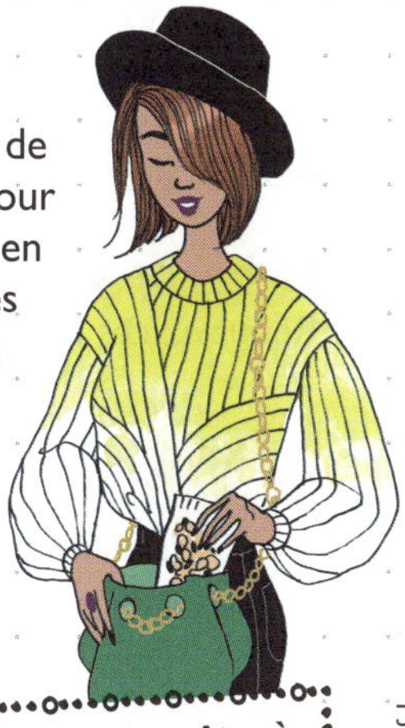

La bonne consommation

Oléagineux bruts (noix, amandes, graines…) : consommez-en 20 g par jour en moyenne (20 noisettes ou amandes ou 5 noix de Grenoble ou 13 noix de cajou…) et jusqu'à 30 g si vous mangez en mode végétarien.
Purée d'oléagineux : en remplacement du beurre (tartines ou pâtisserie), étalez-en seulement une fine couche sur vos tartines. Bref, ayez la main légère !

Vous êtes adepte des pâtes à tartiner faites maison ?
Vous les préparez donc avec de la purée de noisettes, de la purée de cacahuètes… C'est toujours mieux que la pâte à tartiner industrielle, mais vous devez modérer votre consommation, car une pâte à tartiner reste riche en sucre et en graisses !

L'huile de coco

L'huile de coco est riche en graisses saturées (90 %), mais il s'agit majoritairement d'acides gras saturés à chaîne moyenne et non d'acides gras saturés à chaîne longue (comme dans les viandes et charcuteries) qui augmentent le risque cardiovasculaire. Ces acides gras saturés à chaîne moyenne sont plus faciles à digérer et ont des propriétés antivirales et antimicrobiennes. Par ailleurs, elle est très stable à la cuisson et supporte donc les cuissons à haute température.

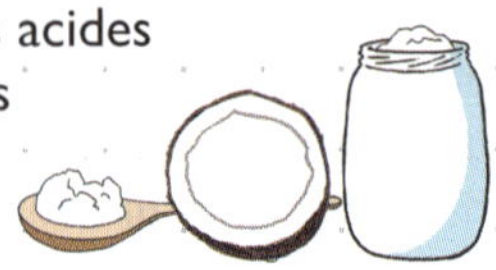

La bonne consommation

L'huile de coco comporte donc des atouts, mais elle ne doit pas remplacer d'autres huiles telles que l'huile d'olive ou de colza, huiles importantes pour leur apport en oméga-3 et oméga-9. L'huile de coco sera idéalement utilisée en complément de ces huiles, pour la friture, par exemple (que vous devez de toute façon limiter pour éviter les excès de gras) ou pour la pâtisserie, en remplacement du beurre.

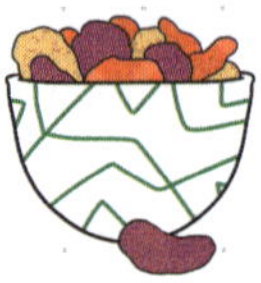

Les chips de légumes et autres crackers bio... des produits trompeurs?

Chips de légumes, crackers à l'épeautre riches en graines, tartinades de légumes pour l'apéritif... Ces nouveaux produits, originaux et riches en saveurs, sont aussi attirants par leur côté healthy!

Vérifiez toujours la teneur en graisses totale de ces produits ainsi que le type de graisse utilisée (huile de palme, huile hydrogénée...) : les chips de légumes sont généralement aussi grasses que les chips classiques et les tartinades de légumes ne sont pas forcément moins caloriques que les pâtés à base de viande.

La bonne consommation

Réservez ces produits pour les *cheat meals* et évitez-les le plus possible si vous voulez mincir!

Les produits bio industriels

Nous assimilons souvent «aliment bio» à «healthy». Malheureusement un produit bio peut contenir de l'huile de palme ou de l'huile de tournesol en grande quantité. Prenez l'habitude de bien consulter la liste des ingrédients et le tableau de valeurs nutritionnelles pour savoir si un produit est vraiment intéressant ou non.

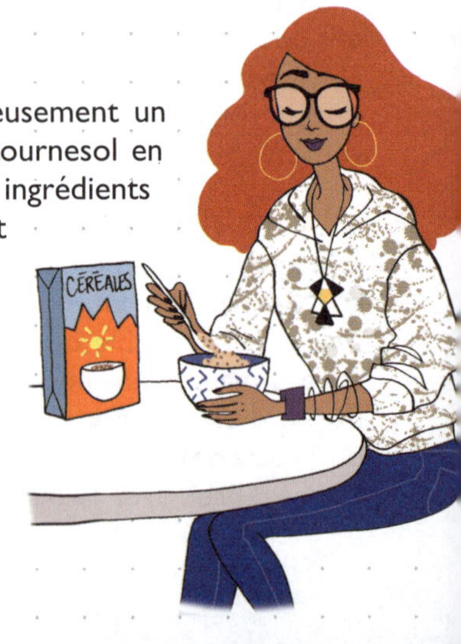

La bonne consommation

Méfiez-vous particulièrement de la pâte à tartiner bio et des mueslis croustillants (granolas), qui peuvent être très riches en graisses (plus de 20 %), mais aussi en sucres, sel et additifs alimentaires variés. Préparez vous-même vos granolas et pâtes à tartiner (p. 65), c'est plus sain et tellement meilleur. L'astuce ? N'en consommez pas tous les jours, mais seulement 2 à 3 fois maximum par semaine !

Les tendances veggies, véganes, sans lactose...

Les produits tout préparés veggies ou vegans fleurissent dans les rayons des supermarchés et des magasins bio. Malheureusement, ces aliments restent des produits industriels, souvent riches en graisses, et contenant parfois des ingrédients bas de gamme (huile de tournesol ou de palme, amidon de maïs, flocons de pomme de terre, épaississants...). Méfiez-vous particulièrement des nuggets végétariens, des steaks veggies, des saucisses et pâtés végétaux (lisez bien les étiquettes des produits pour faire vos choix).

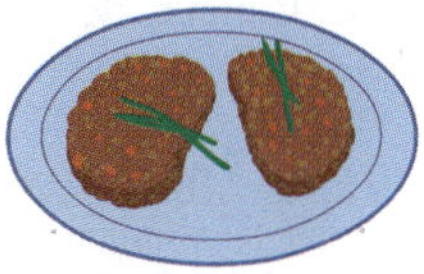

La bonne consommation

Consommez ces produits de façon occasionnelle (en dépannage) et, quand c'est possible, préparez-les vous-même.

Vous aimez préparer des « faux mages » en alternative vegan aux fromages ?

Pour cela, vous utilisez certainement une base de noix de cajou que vous faites tremper et que vous mixez avec des aromates. Sachez que les noix de cajou contiennent plus de 50 % de graisses et que vos faux-mages sont probablement aussi gras que les vrais fromages !

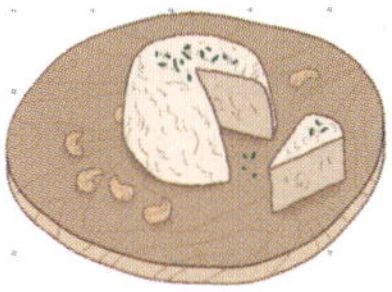

Consommez-les avec modération, même si le profil nutritionnel (richesse en graisses insaturées) est plus intéressant que celui des vrais fromages.

Bien lire les étiquettes

Savoir déchiffrer correctement les données nutritionnelles des produits alimentaires, c'est la clé pour faire les bons choix en magasin ! Concentrez-vous sur 3 données : la liste des ingrédients, le tableau et les mentions nutritionnels.

La liste des ingrédients

La liste des ingrédients donne tous les ingrédients présents par ordre décroissant d'importance dans le produit. Si vous voyez sur l'étiquette d'un plat cuisiné « huile de... », « graisse végétale », « beurre » en tête de liste (dans les 3 premiers ingrédients), le produit en question est riche en graisses, évitez-le !

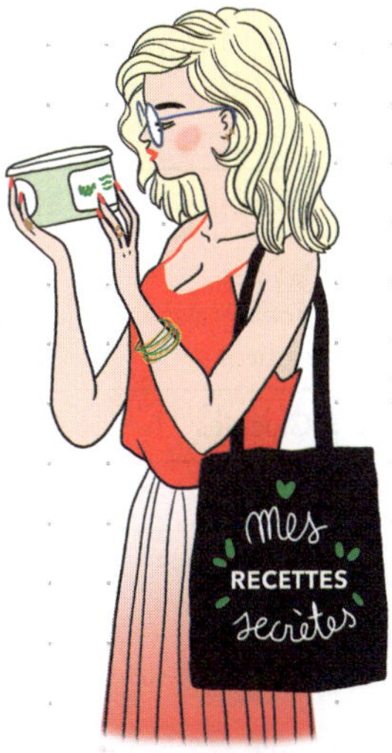

Les matières grasses ajoutées dans la liste des ingrédients :

- Huile (de tournesol, de colza, d'olive, de palme...)
- Huile végétale (sans précision)
- Graisse (de palme, de palmiste, de coco...)

- Beurre (ou beurre concentré), ou babeurre
- Matière grasse laitière
- Margarine
- Saindoux
- Suif
- Graisse de canard ou d'oie
- Huile ou matière grasse (partiellement) hydrogénée
- Beurre de cacao

Attention : les matières grasses peuvent également être ajoutées sous forme cachée (lardons ou fromage, dans un plat cuisiné, par exemple).

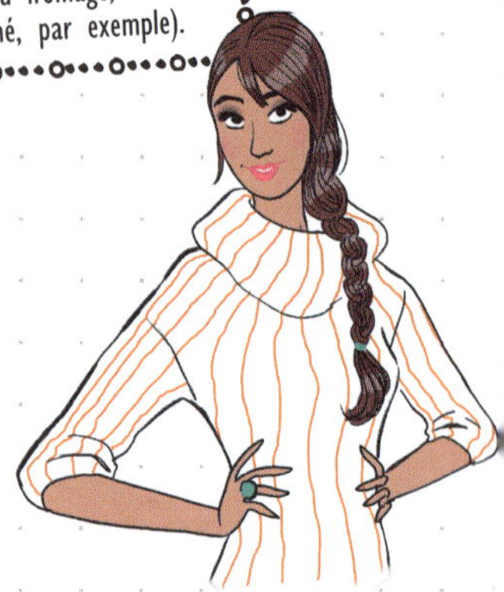

Le tableau nutritionnel

Le tableau nutritionnel donne les teneurs en protéines, glucides et lipides et renseigne surtout sur la quantité de graisses dans le produit.

À quoi correspondent les lipides sur une étiquette ?

Les lipides correspondent aux graisses totales présentes dans le produit. Le tableau donne aussi parfois une précision concernant la nature des acides gras : « dont acides gras saturés ».

Une histoire de proportions

La proportion de graisses saturées est naturellement élevée dans certains produits (fromages, charcuteries…) mais, dans d'autres aliments (plats cuisinés, par exemple), une proportion de graisses saturées supérieure à 50 % des graisses totales n'est pas un bon indicateur : ne l'achetez pas !

Pour savoir si un produit du commerce est riche en graisses, comparez toujours **les données pour 100 g (ou 100 ml) de produits de même nature :** comparez un yaourt avec un autre yaourt, ou une soupe en brique avec une autre soupe en brique, et pas un jambon blanc avec un jambon cru !

Pour exemple : quels crackers choisir ?

Crackers n° 1

	POUR 100 G
Protéines	11 g
Lipides dont graisses saturées	12 g 5,3 g
Glucides	69 g

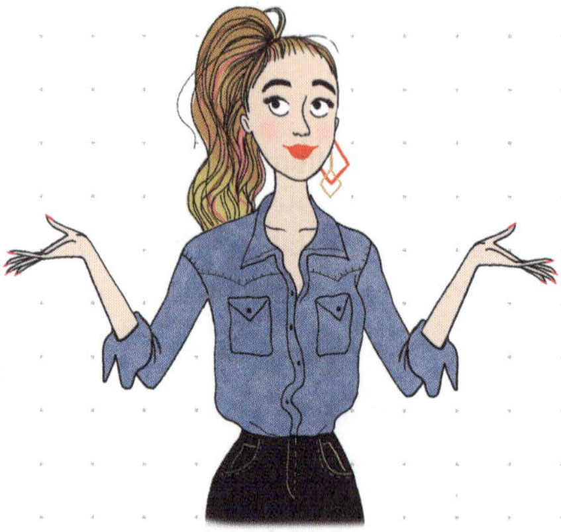

Crackers n° 2

	POUR 100 G
Protéines	20 g
Lipides dont graisses saturées	22 g 3 g
Glucides	40 g

Le produit n° 2 est presque deux fois plus gras que le produit n° 1 et même si la proportion de graisses saturées est faible dans le produit n° 2, il est préférable de choisir des produits peu gras au quotidien. Si malgré tout, vous souhaitez prendre le second produit, mangez-en deux fois moins !

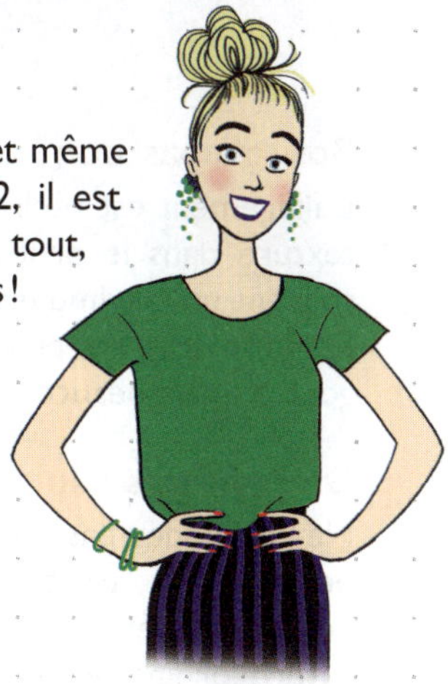

Les mentions nutritionnelles

Beurre allégé, yaourts 0 %, saucisson light, crème légère ou camembert allégé… Tous ces aliments sont bien tentants, mais sont-ils vraiment intéressants ?

Les produits light, c'est quoi ?

Un produit allégé contient, d'après la réglementation, 25 % de gras en moins (au minimum) que le même produit standard (si l'allègement porte sur les graisses).

Voici les teneurs en graisses moyennes relevées sur quelques produits alimentaires…

	STANDARD	ALLÉGÉ/LIGHT
Beurre	82 %	20 à 60 %
Crème	33 %	4 à 15 %
Mayonnaise	80 %	30 à 40 %
Sauce crudités/vinaigrette	75 %	25 %
Camembert	22 %	5 à 11 %
Gruyère	30 %	14 %
Bresse bleu	30 %	15 %
Saucisson	34 %	7 à 16 %
Chips	30 à 34 %	24 %
Biscuits	22 %	15 %

Les mentions « light » et « léger » ne sont pas réglementées !
Vérifiez toujours l'allègement en comparant les teneurs en graisses dans le produit allégé et dans un produit équivalent non-allégé.

Bon ou pas bon ?

L'allègement est réel, mais n'espérez pas retrouver le même goût ni la même texture dans le produit allégé… On sait aussi que les industriels ajoutent souvent un maximum d'épaississants, de conservateurs et autres exhausteurs de goût dans les produits allégés, pour obtenir un produit sympa côté goût… mais beaucoup moins cool côté santé !

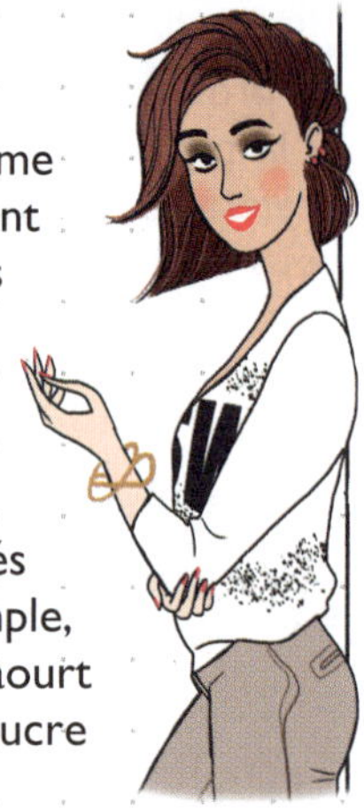

Du light pas toujours léger !

Ne confondez pas « allégé » avec « pauvre en calories » ! Des produits allégés peuvent être assez riches en calories (mayonnaise, fromages). Par exemple, des yaourts étiquetés 0 % peuvent contenir davantage de calories qu'un yaourt nature ordinaire, car ils sont allégés en graisses, mais contiennent du sucre ajouté. Faites les bons choix et lisez bien les étiquettes !

Un piège en +

Certaines études montrent aussi que la mention « allégé » apposée sur un produit alimentaire peut devenir un facteur favorisant la surconsommation. Autrement dit, quand c'est moins gras, on a tendance à en manger plus…

CHAPITRE 2

QU'EST-CE QUE JE MANGE ?

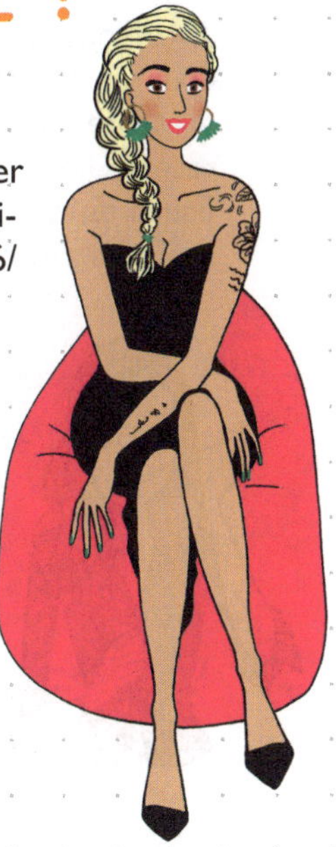

Quels sont les produits alimentaires à privilégier et quels produits sont à éviter absolument pour maîtriser votre consommation de graisses totales et favoriser l'équilibre entre les différentes graisses (saturées/insaturées et oméga-6/oméga-3) ? Suivez le guide !

Les produits laitiers : le grand tri !

Fromages addict?

Il existe de nombreuses variétés de fromage (plus de 400, rien qu'en France !) avec des teneurs en graisses assez variables. La moyenne se situe aux environs de 25 % de graisses : considérez donc que, quand vous mangez un morceau de fromage, ¼ de celui-ci est composé de gras.

Surtout des graisses saturées

Côté qualitatif, le fromage est majoritairement composé d'acides gras saturés, et tout abus déséquilibre donc la balance entre les graisses saturées et insaturées. Néanmoins, plusieurs études ont montré que la consommation de fromage (avec modération) n'augmente pas le risque cardiovasculaire. Ceci s'explique par le fait que le fromage est composé essentiellement d'acides gras saturés à chaîne courte et moyenne, et pas d'acides gras saturés à chaîne longue. La présence d'autres composants dans le fromage (calcium, phosphore…) contribue également à cet effet plutôt protecteur.

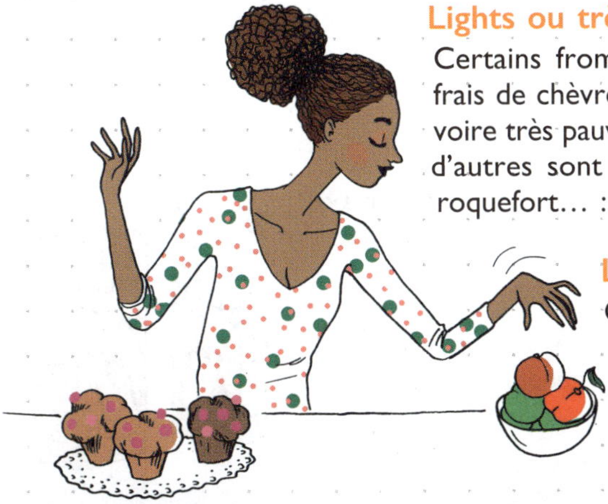

Lights ou très riches, choisissez bien !

Certains fromages sont assez pauvres en graisses (fromage frais de chèvre, certains fromages à tartiner : < 15 % de MG), voire très pauvres en graisses (cancoillotte : 5 % de MG), quand d'autres sont franchement très gras (gorgonzola, parmesan, roquefort… : > 30 % de MG).

La bonne consommation

Quantité conseillée : 30 à 40 g par jour (jusqu'à 60 g par jour en mode végétarien).

Variez les fromages et privilégiez les moins gras (< 20 % de MG) si vous souhaitez perdre du poids. En période de détox, évitez-le !

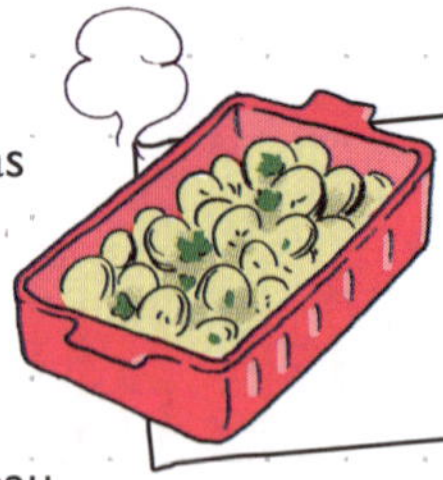

Attention : de nombreuses préparations contiennent du fromage (pizzas, gratins…). Tenez-en compte dans la quantité max de fromage par jour !

Attention, le fromage rend accro…

Avez-vous une fâcheuse tendance à manger beaucoup de fromage ? Voire à y être complètement addict ? La faute à la caséine, une protéine présente dans le lait qui s'y retrouve concentrée dans les fromages. Lors de sa digestion, la caséine libère un composé appelé casomorphine. Celui-ci se fixe sur des récepteurs spécifiques du cerveau liés à la dépendance, ce qui procure un apaisement. Résultat : vous avez toujours envie d'en manger…

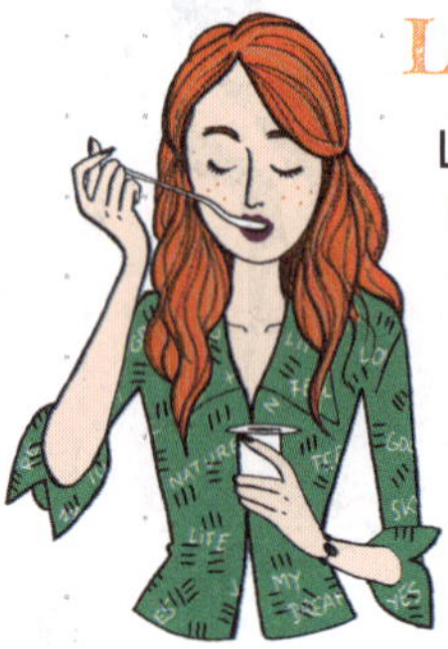

Le lait et les laitages

Le choix des laitages est très vaste : il suffit de se promener dans le rayon qui leur est consacré dans les grandes surfaces pour s'en apercevoir…

Gras ou pas trop ?

Vérifiez bien les teneurs en graisses des laitages que vous achetez : certains peuvent contenir jusqu'à 10 g de graisse par portion (yaourts à la grecque, Perle de lait®, Gervita®…), car ils sont enrichis en crème : évitez-les !
On trouve des laitages à 0 % de matière grasse (élaborés avec du lait écrémé), mais qui peuvent contenir du sucre ajouté, des épaississants, des arômes… Préférez toujours les laitages nature, sans sucre ajouté, et ajoutez vous-même un sucre naturel en petite quantité, ou des morceaux de fruits frais…

Le lait de chèvre ou de brebis, c'est mieux ?

Les yaourts et fromages blancs de chèvre ou de brebis peuvent contenir davantage de graisses, car le lait de brebis et de chèvre sont plus gras que le lait de vache, mais les teneurs varient d'une marque à l'autre (selon que le lait est partiellement écrémé ou non). Comparez plusieurs produits pour faire vos choix !
Le lait de vache peut être complètement écrémé, partiellement écrémé ou entier. La teneur en matières grasses varie donc de 0 à 3,5 %. Sachez que l'allègement en graisses n'enlève pas le calcium, mais supprime les apports en vitamine A et D. La version « demi-écrémé » constitue une bonne alternative. Préférez-la au lait entier, surtout en période de détox.

La bonne consommation

Quantité conseillée : 1 à 2 laitages par jour (y compris le lait).
Préférez les laitages nature, non enrichis en crème (3,5 % de MG max).

Les alternatives végétales

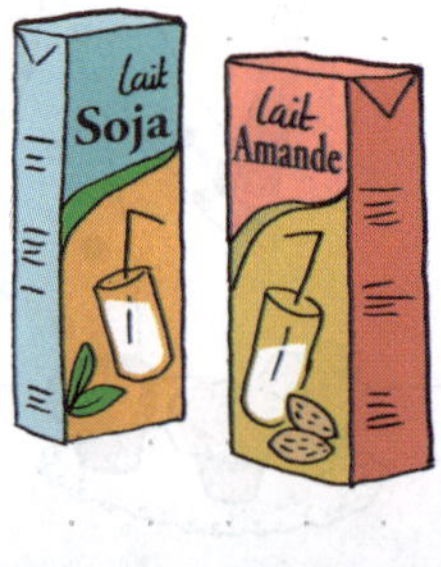

On trouve dorénavant du « lait » d'avoine, d'épeautre, de soja, d'amande, de noisettes… Côté graisses, ces alternatives sont en général équivalentes au

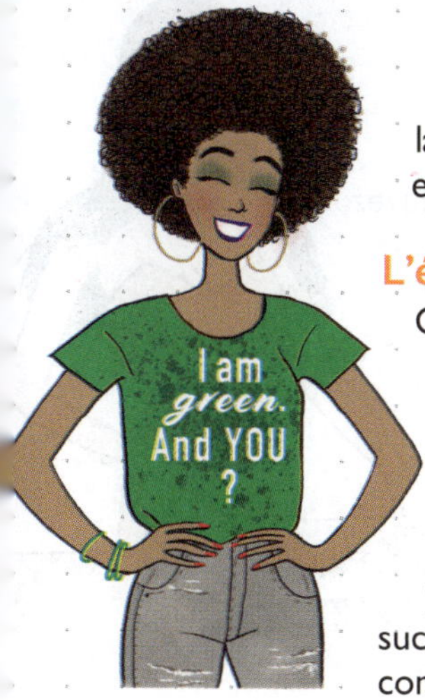

lait de vache demi-écrémé. Privilégiez surtout les versions « sans sucre ajouté » et consommez-les à la place du lait, en boisson ou dans les préparations.

L'équivalent entre lait animal et « lait » végétal

C'est simple : 1 verre de lait végétal = 1 verre de lait de vache !

Les produits nature en vedette

On trouve aussi en grande surface ou en magasin bio des yaourts au lait de soja, au lait de coco et même au lait d'amande. Les yaourts au lait de coco sont généralement riches en graisses, tandis que les yaourts au soja sont assez maigres. Privilégiez les produits nature (sans sucre ajouté) affichant les pourcentages de graisses les plus faibles (mais comparez les produits entre eux !).

Viandes et charcuteries, avec modération

La viande... peut mieux faire !

Au rayon boucherie, les teneurs en graisses sont extrêmement variables et, contrairement à une idée reçue, la viande rouge n'est pas forcément grasse ! Le rosbif affiche par exemple moins de 5 % de graisses, soit l'équivalent d'une cuisse de poulet sans peau !

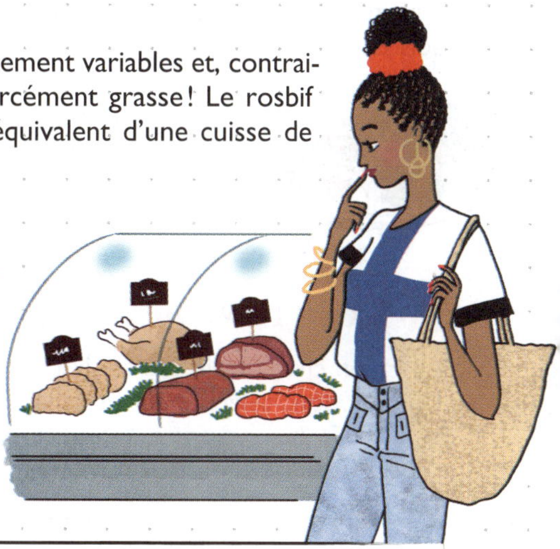

Quel est le problème avec le gras de la viande?

Elle est riche en graisses saturées à longue chaîne, celles qui sont les plus nocives pour la santé... Mais, bien sûr, si vous en consommez en quantité raisonnable et privilégiez les morceaux maigres, cela ne pose aucun problème !

Quelques astuces pour mieux choisir

PLUTÔT QUE...	JE CHOISIS :
Une entrecôte	Un steak ou une bavette grillée
Des côtelettes d'agneau	Du gigot d'agneau dégraissé
Un steak haché à 15 % de MG	Un steak haché à 5 % de MG
Des ailes de poulet	Du blanc de poulet sans peau
Une côte de porc dans l'échine	Une côte de porc dans le filet
Des travers de porc grillés	Une escalope de porc grillée

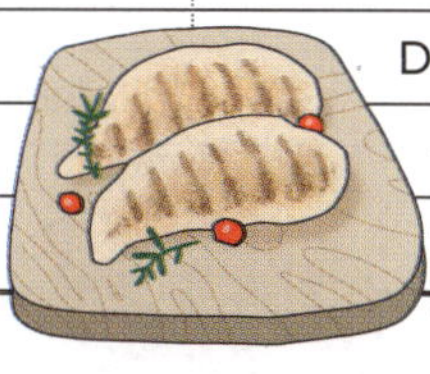

On dégraisse !

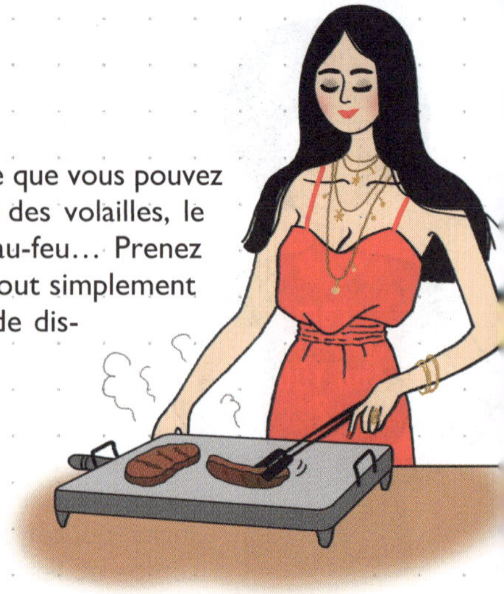

De nombreuses viandes peuvent être dégraissées, c'est-à-dire que vous pouvez ôter la partie grasse facilement : c'est le cas pour la peau des volailles, le gras des morceaux de veau à braiser, du bœuf pour pot-au-feu… Prenez l'habitude d'enlever le gras visible avant la cuisson (ôtez-le tout simplement à l'aide d'un couteau), car une fois cuit, c'est plus difficile de dissocier la partie maigre de la partie grasse…

Les modes de cuisson à privilégier

Choisissez ceux qui nécessitent le moins de matière grasse : gril, plancha, cuisson à la poêle antiadhésive, cuisson au four…

On n'en consomme pas tous les jours !

Nous n'avons pas besoin de manger de la viande midi et soir, ni même tous les jours ! Dans le cadre de l'équilibre alimentaire, prenez l'habitude de modérer votre consommation de viande (quantité et fréquence), et testez des repas de type végétariens plusieurs fois par semaine (en remplaçant la viande par des œufs ou par des protéines végétales : lentilles, pois chiches, soja…).

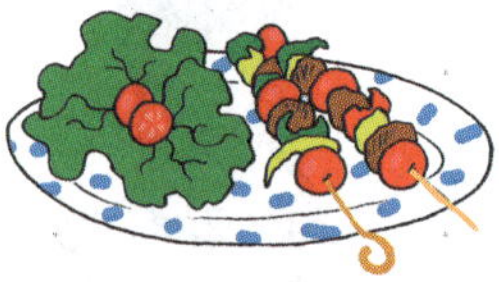

La bonne consommation

Viande rouge (bœuf, agneau/mouton, cheval) : 2 fois par semaine.
Viande blanche (porc, veau, lapin et volaille) : 2 à 3 fois par semaine.
Quantité conseillée : 100 g environ.

Charcuteries, du très gras au maigre

Au rayon charcuteries, le choix est très vaste et les teneurs en graisses vont de 2 % à 50 % ! On peut donc sélectionner des charcuteries maigres et éviter les charcuteries les plus grasses.

Quelques astuces pour mieux choisir

PLUTÔT QUE…	JE CHOISIS :
De la mortadelle	Du jambon blanc ou du jambon de volaille
De la rosette	Du jambon de Parme ou de Bayonne dégraissé
Des rillettes	Une mousse de légumes
Des rondelles de bacon	Des tranches de bacon maigre
Des lardons classiques	Des allumettes de bacon fumé
Du saucisson	De la viande des Grisons ou de la Bresaola

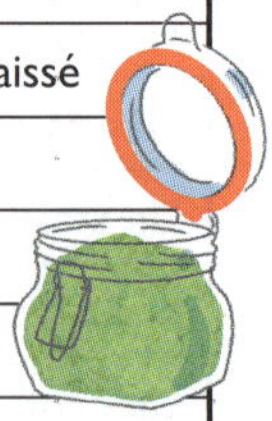

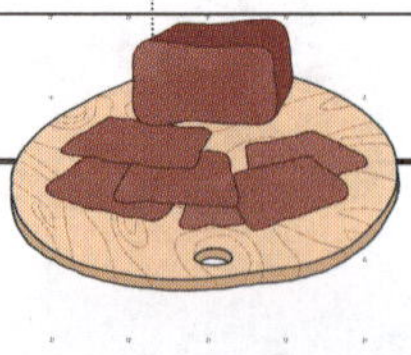

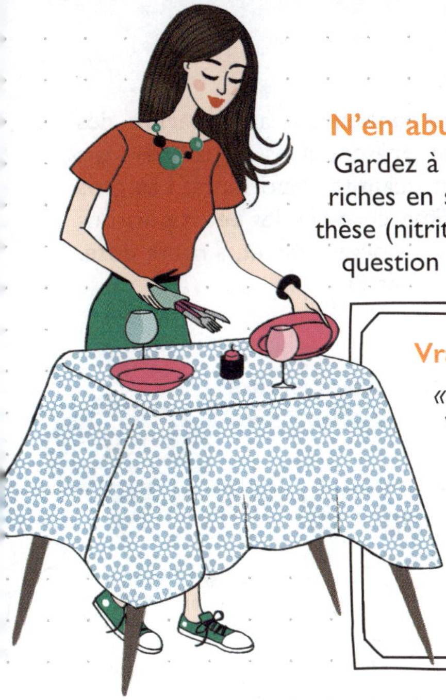

N'en abusez pas !

Gardez à l'esprit que les charcuteries sont des produits transformés, riches en sel, et contiennent généralement des conservateurs de synthèse (nitrites et nitrates) même dans leur version bio, donc il n'est pas question d'en abuser, même quand elles sont maigres !

Vrai ou faux ? 2 idées reçues sur les saucisses

« Les saucisses et merguez cuites au barbecue perdent leur gras »
Vrai et faux : oui, une partie de la graisse sort de la saucisse, mais la majorité reste… N'espérez pas manger quelque chose de maigre quand vous faites griller vos chipolatas au barbecue.

« Les saucisses de Strasbourg (Knaki®) ne sont pas grasses »
Faux : les saucisses de Strasbourg contiennent 26 % de graisses, soit l'équivalent des saucisses classiques.

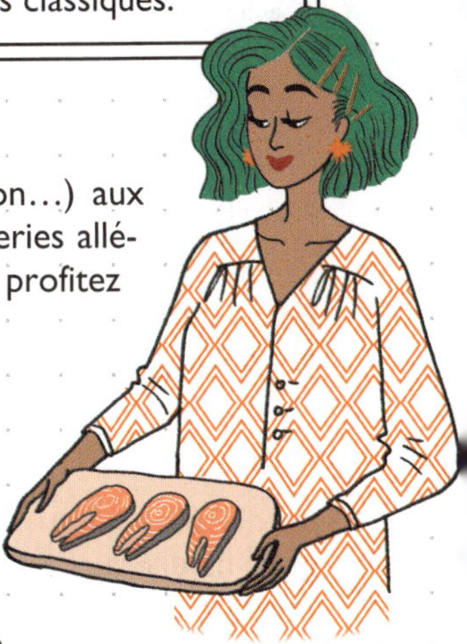

La bonne consommation

Réservez les charcuteries grasses (rillettes, foie gras, pâtés, saucisson…) aux occasions spéciales (fêtes, *cheat meal*). Vous pouvez tester les charcuteries allégées (vérifiez quand même que l'allègement est bien réel), mais n'en profitez pas pour en manger davantage.
Fréquence : 2 fois par semaine (50 g environ) maximum.

Poissons, le big deal

Du bon gras dans les poissons…

Quand on souhaite réduire le gras dans son alimentation, on se tourne souvent vers les poissons, à juste titre : les poissons blancs affichent généralement moins de 3 % de graisses ! Les poissons gras sont, eux, riches en « bonnes graisses » : acides gras polyinsaturés de la famille des oméga-3.

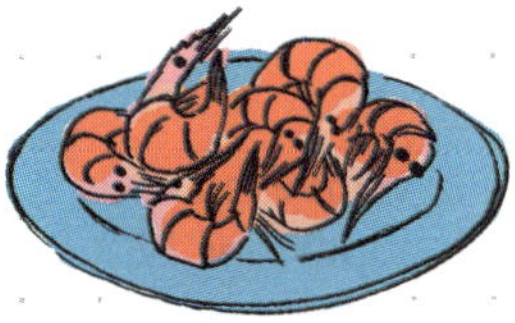

Et dans les fruits de mer

Bonne nouvelle : les crevettes, moules, crabe, noix de Saint-Jacques et autres fruits de mer sont tous très pauvres en graisses (< 2 %) et riches en protéines, minéraux et oligo-éléments (magnésium, sélénium, cuivre, zinc…). N'hésitez pas à les intégrer à vos menus !

… mais aussi des toxiques !

Seulement, la consommation de poissons et fruits de mer doit rester modérée. En effet, ils affichent parfois des teneurs élevées en dioxines et PCB (polychlorobiphényles), issus de l'activité industrielle humaine, toxiques pour le cerveau. Ils contiennent aussi parfois des teneurs élevées en méthylmercure, un métal naturellement présent dans la nature, mais qui, accumulé au fil de la chaîne alimentaire, se retrouve en quantité importante. Les gros poissons (requin, espadon…) sont donc plus riches en méthylmercure que les petits poissons (anchois, par exemple). Le méthylmercure s'accumule dans notre organisme et, à haute dose, peut provoquer des troubles au niveau du système nerveux central.

Le top des poissons maigres ou gras

Voici une sélection de poissons et fruits de mer les moins chargés en mercure. Pour limiter le risque de contamination, variez les espèces, mais aussi les lieux de pêche (Atlantique, Méditerranée…).

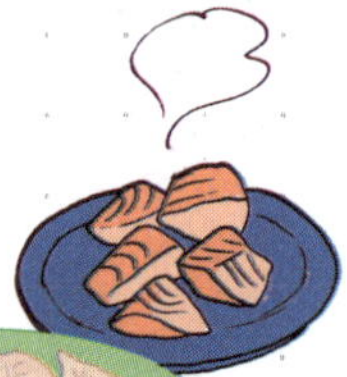

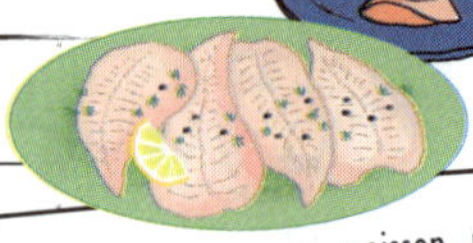

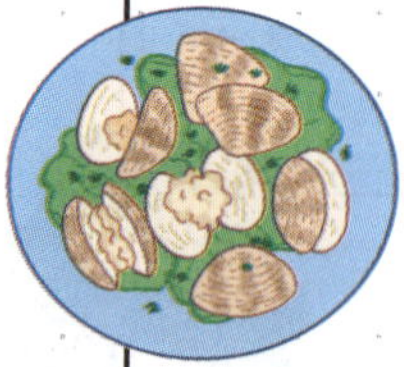

POISSONS MAIGRES	POISSONS GRAS
Cabillaud Aiglefin (haddock) Lieu Saint-Pierre Sole Moules Palourdes Pétoncles	Maquereau Harengs Truite arc-en-ciel Anguille Anchois Saumon

Le thon est considéré comme un poisson maigre (thon blanc) ou semi-gras (thon rouge) selon l'espèce (2 à 6 % de graisses). Assez riche en mercure, consommez-en maximum 100 g par semaine.

La bonne consommation

2 à 3 poissons ou fruits de mer par semaine, dont 1 poisson gras.

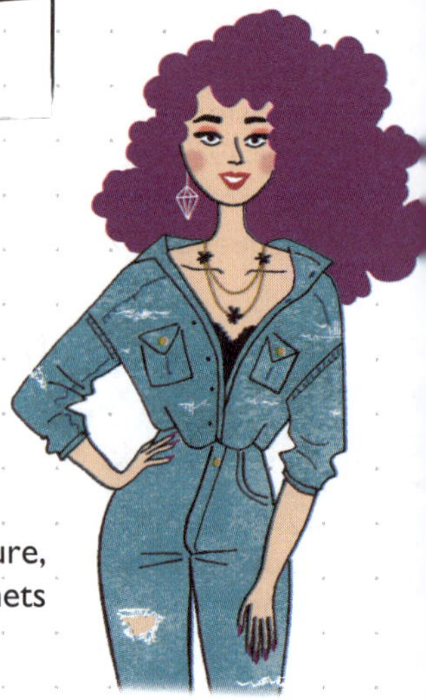

Sous quelle forme les choisir ?

Privilégiez toujours les poissons frais (entiers ou en filets) et surgelés nature, aux poissons cuisinés (poisson pané, poisson surgelé en sauce, gratin de poisson du traiteur…).

Préférez les fruits de mer non-cuisinés (anneaux de calamars nature, crevettes crues, tourteaux, moules…) aux produits transformés (beignets de calamars, fruits de mer cuisinés à la crème…).

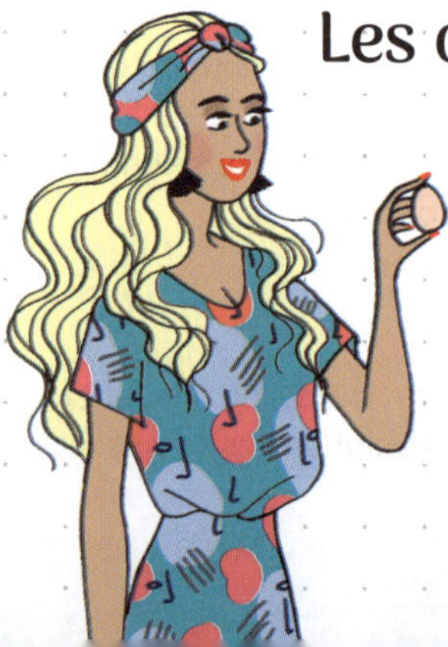

Les œufs, la bonne alternative

Les œufs constituent une excellente alternative à la viande, surtout quand on souhaite manger en mode végétarien : ils apportent 12 % de protéines d'excellente qualité.

Côté lipides…

Les œufs contiennent 12 % de graisses, principalement composées d'acides gras insaturés, c'est donc une bonne nouvelle. Mais pas que !

La composition en acides gras de l'œuf varie avec l'alimentation de la poule : une poule qui reçoit une alimentation riche en oméga-3 fournira des œufs plus riches en oméga-3. C'est pourquoi, l'information « source d'oméga-3 » est indiquée sur certains paquets d'œufs. Choisir des œufs dont la teneur en oméga-3 est garantie est intéressant, surtout si vous n'aimez pas les produits de la mer (poissons, fruits de mer).

Le saviez-vous ?
Les graisses sont concentrées dans le jaune d'œuf, le blanc n'en contient pas.

Qu'en est-il du cholestérol ?

Le cholestérol est un lipide qui permet notamment la fabrication des hormones dans l'organisme, mais qui se retrouve parfois concentré en quantité excessive dans le sang, ce qui augmente le risque de problèmes cardiovasculaires. Les œufs sont parfois pointés du doigt pour leur teneur en cholestérol (200 à 250 mg environ par œuf), mais ce cholestérol alimentaire n'a en réalité que peu d'impact sur le taux de cholestérol dans le sang, surtout dans le cadre d'une alimentation équilibrée, riche en fibres, puisque ces dernières permettent de réduire son absorption intestinale !

La bonne consommation

Jusqu'à 7 œufs par semaine (1 œuf par jour, ou 2 œufs, 2 à 3 fois par semaine), en tenant compte des œufs ajoutés dans certaines préparations (quiches, cakes, gâteaux...).

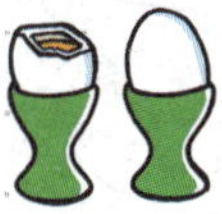

Comment les cuisiner ?

Préférez les cuissons qui demandent peu de matière grasse ajoutée :

- Œufs durs, mollets, coque
- Œufs pochés
- Œufs brouillés et omelettes cuites dans une poêle antiadhésive

Intégrez-les dans vos préparations : clafoutis salés et sucrés, bowls-cakes pour le petit déjeuner, flan...

Plats cuisinés, pièges à gras ?

Les plats tout prêts sont tellement pratiques : quand vous n'avez pas le temps de cuisiner, hop, vous sortez un plat préparé du congélateur et, 10 minutes plus tard, vous passez à table, c'est magique ! Mais sont-ils vraiment vos amis ?

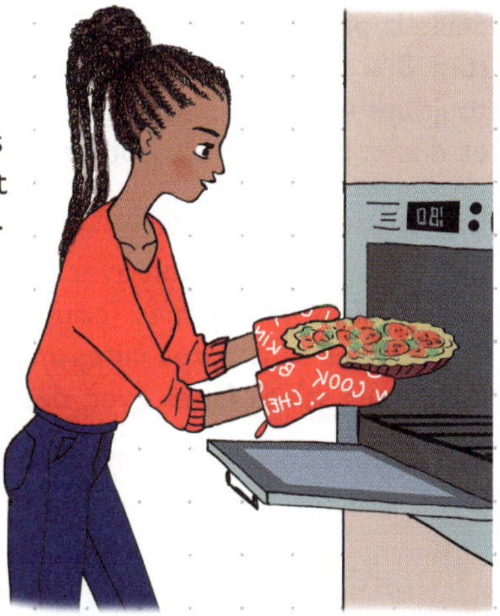

Les salades du traiteur : trop de gras, trop d'ajouts

Au rayon traiteur, vous trouverez des salades variées : carottes râpées, céleri rémoulade, macédoine de légumes à la mayonnaise, taboulé, salade piémontaise...

Si certains produits affichent un taux de matières grasses relativement faible (5 % pour les carottes râpées assaisonnées par exemple), d'autres sont franchement très gras (10 à 15 % pour la macédoine à la mayonnaise ou le céleri rémoulade). Et même quand ils sont pauvres en graisses, ces produits tout prêts contiennent du sucre ajouté, du sel, de l'amidon modifié, parfois des colorants et antioxydants de synthèse…

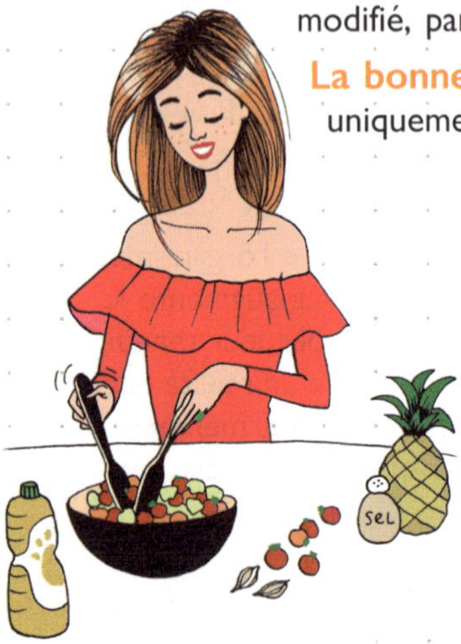

La bonne consommation : Salades assaisonnées du traiteur en dépannage uniquement.

Les bonnes alternatives

Salade en sachet déjà lavée + une vinaigrette maison allégée (p. 54)
Radis lavés
Pommes de terre cuites sous vide
Betteraves cuites sous vide
Sachets de crudités lavées et râpées non assaisonnés (carottes, chou rouge, céleri…) + sauce au yaourt (p. 60)
Tomates cerises
Macédoine de légumes en conserve + mayonnaise ultralégère faite maison (p. 73)

Les plats pâtissiers, les plus riches

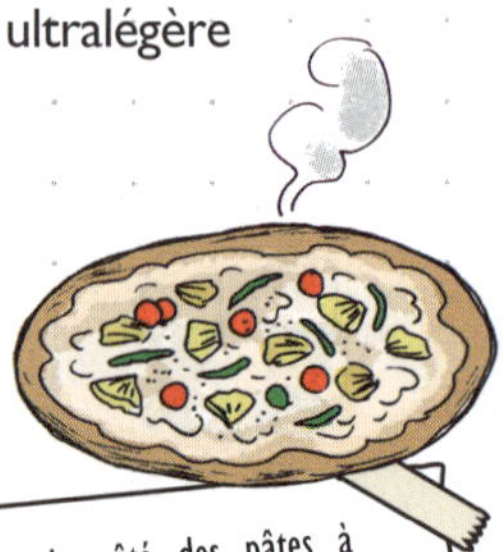

Pizzas, quiches aux légumes, feuilletés variés, tourtes, tielles… Les plats pâtissiers du commerce nous font de l'œil et ont toujours du succès sur la table ! Même si les industriels font des efforts pour limiter les apports en graisses, les plats pâtissiers feront toujours partie des plats les plus riches, car la pâte elle-même est très riche en graisse (20 % de MG pour la pâte brisée, 30 % pour la pâte feuilletée).

N'espérez pas trouver mieux du côté des pâtes à tarte brisée ou feuilletée prêtes à cuire (à dérouler) : elles contiennent de l'huile de palme et un colorant, souvent de synthèse, pour donner la jolie couleur dorée !

Pizza on the top

Seule la pâte à pizza est relativement pauvre en graisse (6 à 8 % de MG) et l'excès de graisses vient alors surtout du fromage ajouté. Privilégiez toujours le « fait-maison » : vous maîtrisez ainsi parfaitement les ingrédients que vous utilisez et dosez les quantités pour éviter les excès.

Les bonnes alternatives

Les pizzas faites maison avec une quantité raisonnable de fromage (p. 74)
Les clafoutis de légumes (courgettes, tomates…) (p. 61)
Les quiches sans pâtes faites maison (p. 71)
Les tartes salées faites avec des feuilles de brick ou avec de la pâte filo (< 2 % de MG)

La bonne consommation : Pizzas, quiches et tartes faites maison : 1 fois par semaine (soit pizza, soit quiche, soit tarte).

Les légumes cuisinés, plus équilibrés !

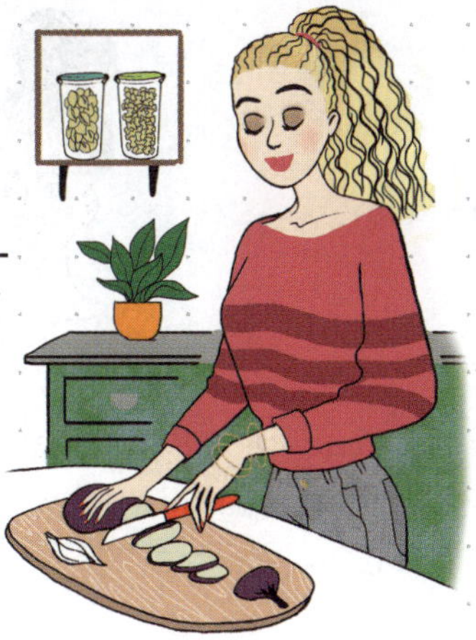

Gratin de chou-fleur, poêlées de légumes, purée de céleri à la crème, ratatouille, soupe en briques… Les légumes cuisinés permettent d'équilibrer le repas en gagnant un temps précieux. Good new : certains produits sont pauvres en graisses ! On vous conseille néanmoins de toujours lire la liste des ingrédients, car même si le produit est pauvre en graisse, il s'agit peut-être de graisse de mauvaise qualité (huile hydrogénée, graisse de palme ou de coprah…). Privilégiez toujours les légumes nature, sans graisse, ni sel ni additif ajouté !

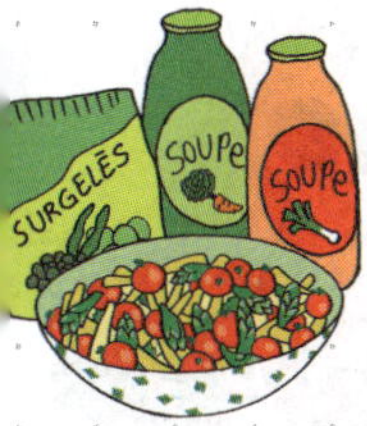

La bonne consommation

Légumes cuisinés les plus pauvres en graisses : 1 fois par semaine max.

Les bonnes alternatives

Purées de légumes nature + un peu de crème légère ou de crème végétale.
Poêlées de légumes nature (sans huile ajoutée).
Épinards nature en branche ou hachés + un peu de crème légère ou de crème végétale
Bols de légumes vapeur.
Conserves de légumes au naturel : haricots verts, petits pois… (rincez-les bien avant utilisation pour diminuer le sel et le sucre contenus dans le jus).
Légumes surgelés, précuits à la vapeur et prêts en quelques minutes (haricots verts, brocolis…).
Mélanges de légumes surgelés nature (pour potage, pour ratatouille, pour couscous…).
Légumes cuits sous-vide (betteraves rouges, endives…).

Les plats complets, occasionnellement

Tomates farcies, Parmentier de poisson, penne au saumon, lasagnes végétariennes… Certains plats complets industriels paraissent plutôt sains ! Il existe d'ailleurs des gammes complètes qui garantissent un taux de matière grasse très faible (gamme Weight Watchers®, par exemple).

Attention au sel, au sucre et autres ajouts…

Vous devez avoir à l'esprit que ce genre de plat doit être consommé en dépannage, et en aucun cas faire partie de votre quotidien ! Ces plats ne sont pas forcément équilibrés (faible teneur en fibres ou en protéines…) ni complets (manque de légumes). Riches en sel, ils contiennent parfois des ingrédients bas de gamme (amidon transformé, sucre ajouté, arômes…) et ne sont pas toujours rassasiants ! Privilégiez toujours le « fait maison » et, quand vous manquez de temps pour cuisiner, optez pour un repas vite fait, mais bien fait !

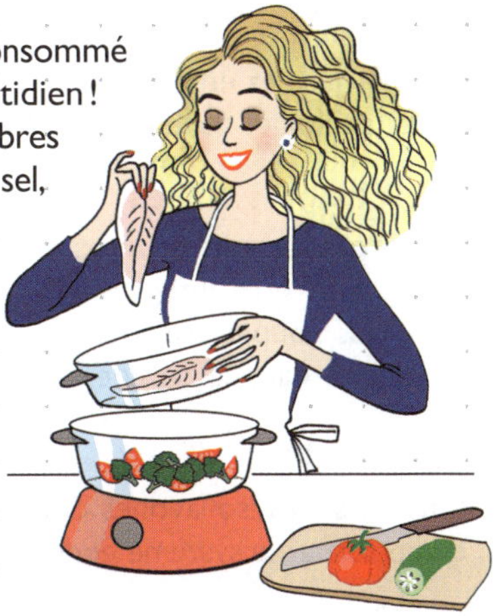

La bonne consommation

En dépannage uniquement.

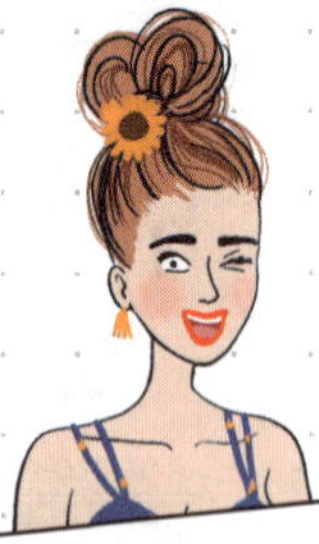

Quand vous voulez prendre un plat tout prêt, privilégiez le bio (garantie au niveau des pesticides, additifs alimentaires naturels...).

Les bonnes alternatives (vite préparées)

Sachets de céréales et légumineuses bio déjà cuites (quinoa, riz complet, lentilles corail...).
Semoule de couscous complète.
Légumes précuits à la vapeur (surgelés).
Filets de poisson surgelés.
Viandes à griller (escalopes de poulet, de veau, steak haché à 5 % de MG...).
Œufs.

Plats veggies, que cachent-ils ?

Les plats veggies du commerce sont souvent considérés comme « sains » et font le bonheur de tous ceux qui veulent réduire leur consommation de protéines animales. Zoom sur leurs graisses et leur véritable qualité nutritionnelle.

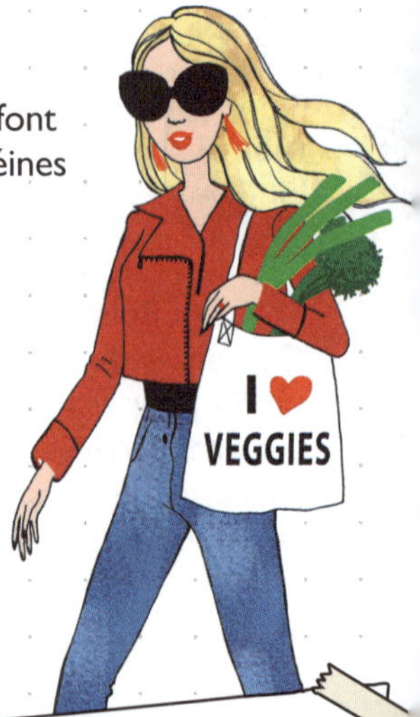

Les steaks végétaux, point trop n'en faut

Il existe plusieurs types de steaks végétaux : au soja ou au seitan. Les steaks de soja sont généralement plus riches en protéines (> 14 %) que les steaks de seitan (environ 12 %). Quant à la teneur en graisses, elle est très variable d'une marque à l'autre. Lisez donc les étiquettes !

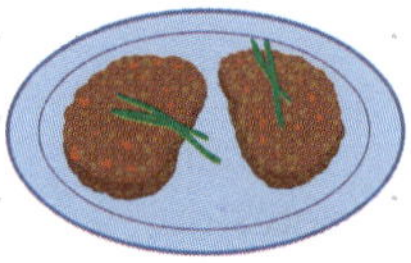

Au soja ou au seitan, les « faux steaks » contiennent parfois beaucoup d'ingrédients : sel, sucre, amidon, colorants, flocons de pommes de terre... Privilégiez les produits bio qui affichent le moins d'ingrédients et gardez ces produits en dépannage.

La bonne consommation : 1 fois par semaine.

Le seitan est plus riche en glucides, car il est obtenu à partir du gluten de blé et contient de la farine de blé.

Tofu et tempeh

Si vous cuisinez en mode végétarien, vous utilisez certainement du tofu (nature, lactofermenté, fumé, parfumé, soyeux...) ou du tempeh (soja fermenté).

Pauvres en graisses

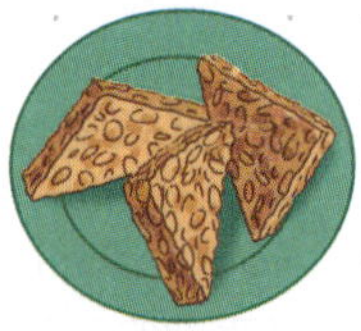

Ces produits sont pauvres en graisses (< 5 %), riches en protéines végétales et peuvent être intégrés à de nombreuses préparations (quiches, woks de légumes, soupes, salades...). Plus naturels que leurs « steaks », ils sont à privilégier dans la cuisine végétarienne.

Le bémol ?

On accuse les isoflavones de soja d'interférer avec les hormones féminines dans l'organisme et de perturber le système endocrinien. Cependant, une consommation raisonnable (1 à 2 produits à base de soja par jour) ne pose aucun problème pour la santé, surtout s'il s'agit de soja fermenté (riche en probiotiques qui participent à l'équilibre de la flore intestinale).

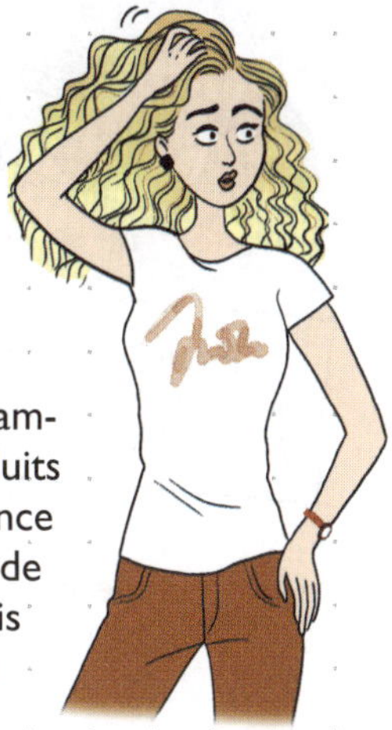

La bonne consommation : 2 à 3 fois par semaine.

Les « simili-carne », un peu trop transformés

Les industriels proposent aujourd'hui toute une gamme de « simili-carne » : jambon végétal, saucisses de seitan, haché végétal, pâté végétal… Tous ces produits donnent l'impression de consommer des produits animaux tant la ressemblance (aspect, goût, texture…) est troublante ! Ces produits sont obtenus à partir de soja, tempeh ou de seitan et, comme les steaks végétaux, contiennent parfois beaucoup d'ingrédients peu intéressants d'un point de vue nutrition (amidon modifié, sel, sucre ajouté, colorants…).

Côté graisses, c'est du lourd !

Leur teneur est variable et avoisine souvent le produit de référence : un pâté végétal est donc parfois aussi gras qu'un pâté pur porc. L'avantage réside dans la nature des graisses : les produits végétaux sont riches en graisses insaturées, tandis que les produits animaux apportent surtout des graisses saturées.
Un conseil ? Lisez bien la liste des ingrédients pour vérifier quelle est la matière grasse ajoutée, ainsi que le tableau nutritionnel. Choisissez les produits qui apportent le moins de graisse totale !

La bonne consommation : 1 fois par semaine maximum (en privilégiant les moins gras).

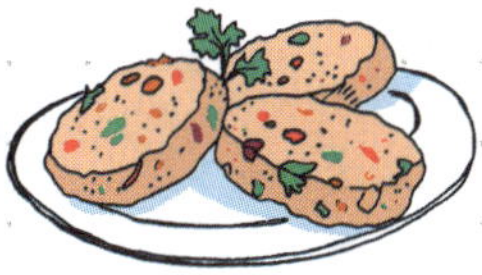

Les galettes de céréales et autres spécialités de légumes secs

On trouve aussi au rayon bio des galettes de céréales (au sarrasin, à l'orge, au blé…) et/ou de légumineuses (pois chiches, lentilles…).

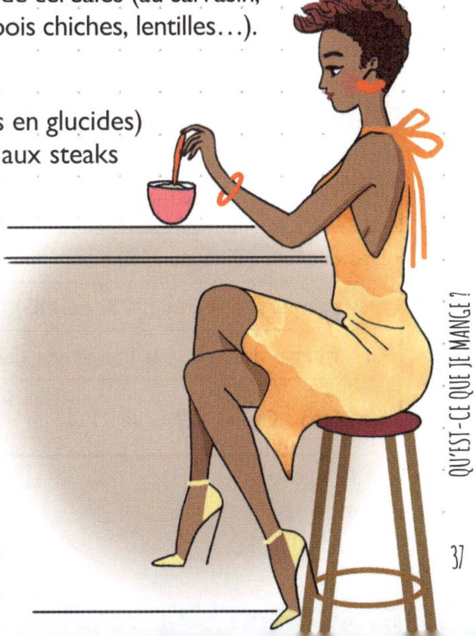

Riche en sucres

Ces produits correspondent davantage à un féculent (riches en glucides) et apportent peu de protéines (< 10 %), comparativement aux steaks végétaux. Choisissez ceux qui affichent le moins de matière grasse et consommez-les toujours avec des légumes.

Houmous addict ?

Si vous êtes adepte des houmous et autres falafels, sachez que ces produits peuvent être riches en graisses (> 10 %) : comparez plusieurs produits avant de faire vos choix !
Mon conseil : réalisez vous-même ces produits !

La bonne consommation : 1 à 2 fois par semaine.

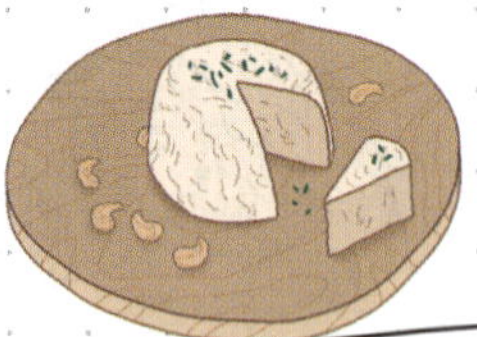

Les fromages végétaux, pas forcément bons

Si vous évitez les produits laitiers, peut-être achetez-vous des spécialités de type « faux-mage », un substitut végétal au fromage ? Ces aliments sont riches en graisse (comme le fromage classique) et leurs ingrédients ne sont pas toujours de qualité (graisse de coco, épaississant, fécule de pomme de terre, arômes, acidifiant...). On trouve également du fromage de soja (à tartiner), élaboré à partir de tofu lactofermenté. Vérifiez la liste des ingrédients et la teneur en graisses pour faire de bons choix !

Ces produits sont très pauvres en protéines et en calcium, contrairement au vrai fromage...

La bonne consommation : 30 à 40 g, une fois de temps en temps (à la place du fromage).

Pâtisseries et biscuits

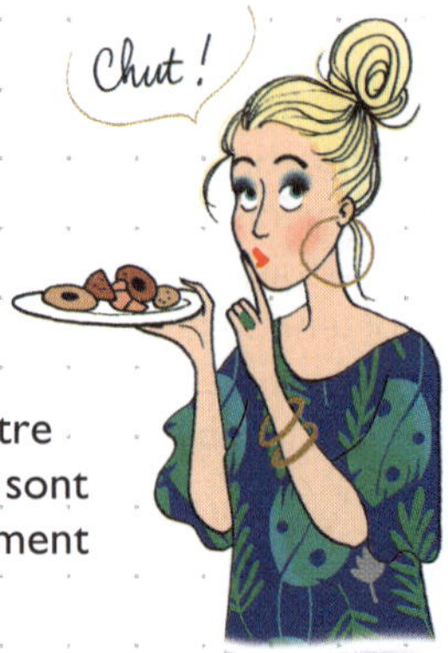

Des produits pas très sains

Vous pensez que les biscuits et pâtisseries sont riches en graisses ? Pas forcément : certains produits en sont même plutôt pauvres (biscuits à la cuiller, par exemple, qui affichent moins de 4 % de MG). Mais tous ces produits (même les moins gras) doivent être consommés avec modération, car les graisses qui les composent sont souvent celles qu'il faut éviter : graisse de palme, huile partiellement hydrogénée contenant des graisses trans...).

Haro sur la minceur !

D'autre part, ils sont riches en sucres et autres ingrédients de basse qualité (farine blanche, notamment) qui ne vous aideront pas à perdre du poids.

Préférez toujours les préparations maison où vous contrôlez vraiment ce que vous mangez !

Quelques astuces pour mieux choisir

PLUTÔT QUE...	JE CHOISIS :
Des cookies (25 % de MG)	Des biscuits « petit beurre » (12 % de MG)
Des palmiers feuilletés (30 % de MG)	Des biscuits thé (12 % de MG)
Une galette des rois à la frangipane (27 % de MG)	Une couronne briochée des rois (15 % de MG)
Un gâteau Opéra (27 % de MG)	Un clafoutis aux fruits fait maison (10 % de MG) : voir recette p. 87

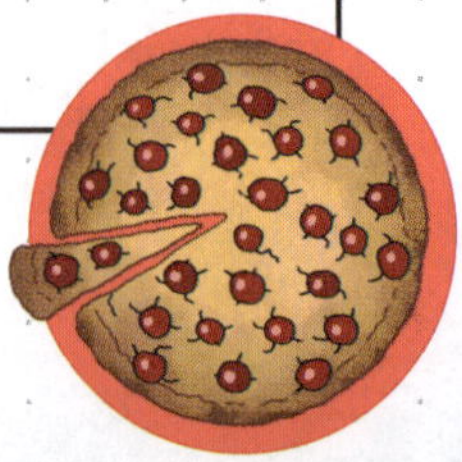

La bonne consommation

Pâtisseries et biscuits du commerce riches en graisses : en *cheat meal* uniquement.
Biscuits et pâtisseries pauvres en graisses (12 % max) : 2 fois par semaine max (à éviter en mode détox et minceur).

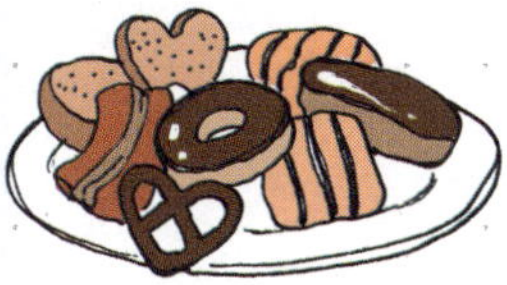

Que valent les biscuits allégés ?

Ils peuvent contenir moins de graisses et/ou moins de sucre que le produit standard. Regardez bien dans le tableau de valeurs nutritionnelles sur quel ingrédient porte l'allègement. Gardez à l'esprit qu'un biscuit, même allégé, reste un biscuit (avec de la farine blanche, du sucre et des graisses généralement bas de gamme) et doit donc être consommé avec modération.

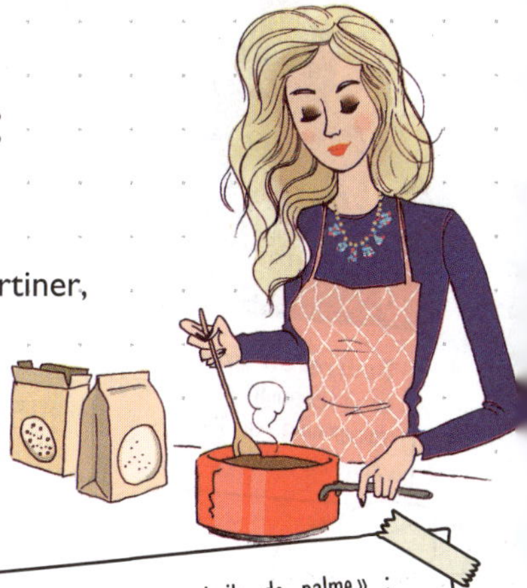

Produits sucrés, glaces et chocolats : les bombes nutritionnelles

Certains produits sucrés sont riches en graisses : les pâtes à tartiner, les chocolats, les crèmes glacées, les nougats… et bien sûr, les graisses utilisées par les industriels sont généralement de qualité médiocre : huile de tournesol riche en oméga-6, graisse de coprah ou de palme…
Encore une fois, rien ne vaut le fait-maison et vous allez être surprise de la simplicité et de la rapidité de la recette d'un sorbet aux fruits frais ou d'une pâte à tartiner chocolatée (voir p. 65)! Mais n'oubliez pas que tout produit sucré doit être consommé avec modération dans le cadre de l'équilibre alimentaire, surtout si vous souhaitez perdre quelques kilos.

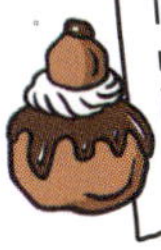

Attention à la mention « sans huile de palme » : le produit peut contenir de l'huile de tournesol, une autre huile végétale riche en acides gras pro-inflammatoires. Préférez les produits qui contiennent de l'huile de colza, riche en oméga-3.

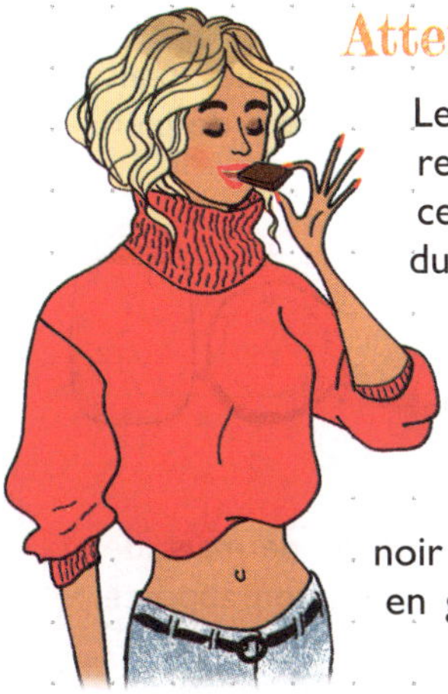

Attention addiction !

Les produits sucrés qui sont riches en graisses sont doublement dangereux, car le cumul gras + sucre altère le système de récompense dans le cerveau : plus vous en mangez, plus vous en avez besoin pour ressentir du plaisir ! Vous devez donc désactiver cette dépendance à ces produits en modérant votre consommation…

Pour les accros au chocolat

Bonne nouvelle, tous les chocolats ne sont pas à bannir : le chocolat noir riche en cacao (> 70 %) est plutôt un produit sain, même si sa teneur en graisse avoisine les 50 % : le cacao est en effet d'une grande valeur

nutritionnelle (magnésium, potassium, fer, fibres et composés antioxydants qui participent à notre bien-être et à notre santé).
En revanche, le chocolat au lait (30 % de cacao max) ou pire, le chocolat blanc (pas de pâte de cacao du tout), n'ont pas d'intérêt (peu ou pas de cacao, beaucoup de sucre), évitez-les !

La bonne consommation : 10 à 15 g de chocolat noir riche en cacao (>70 %) par jour.

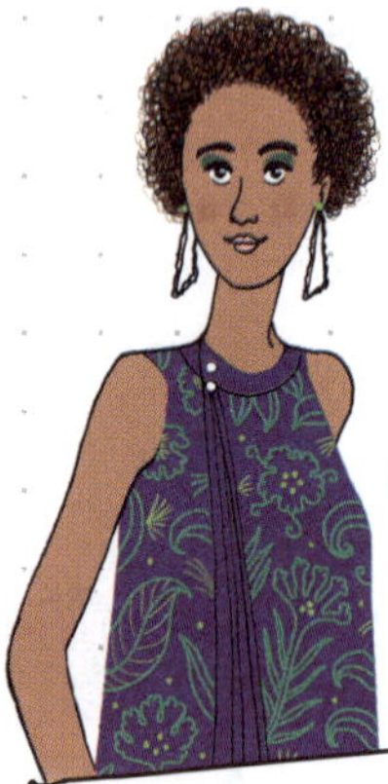

Les matières grasses

Je freine ma consommation de graisses d'origine animale

Le beurre, en catimini

Le beurre ordinaire affiche plus de 80 % de matière grasse, dont une majorité d'acides gras saturés. Même s'il apporte de la vitamine A, intéressante pour la vision, sa consommation doit rester raisonnée !

La bonne consommation : 10 à 15 g par jour (ou 20 à 30 g de beurre allégé).

Beurre ou crème : même combat !
Le maître-mot est la modération, que vous les consommiez en tartines, en pâtisserie ou intégré dans une sauce.

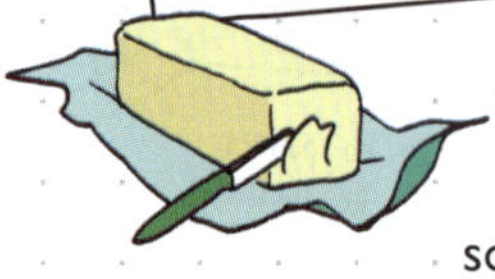

Et la crème fraîche ?

Elle a exactement le même profil nutritionnel que le beurre : pas étonnant vu que le beurre est obtenu à partir de la crème ! Seul son taux de matière grasse diffère : 30 % environ pour la crème entière, 12 à 15 % pour la crème allégée. On trouve aussi des crèmes légères à moins de 10 % de MG, mais n'espérez pas retrouver son onctuosité !

La bonne consommation : 1 à 2 fois par semaine max (en version allégée).

Je n'abuse pas des graisses d'origine végétale

Les huiles végétales doivent être privilégiées par rapport aux matières grasses animales, mais il s'agit surtout de bien les choisir et de trouver un certain dosage qui permettra de bien équilibrer nos besoins en acides gras (saturés, oméga-3 et oméga-6).

Certaines huiles sont riches en acides gras saturés

Il s'agit de l'huile d'arachide, huile de coco, huile de palme. Ces huiles doivent être utilisées de façon occasionnelle (huile d'arachide pour les fritures, huile de coco pour la pâtisserie, par exemple).

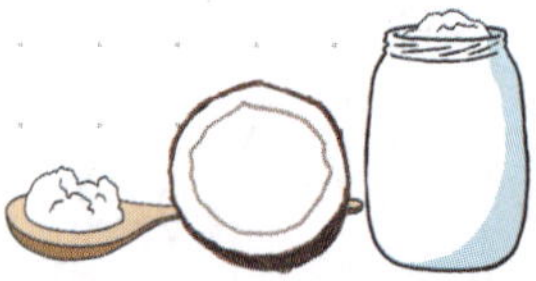

D'autres sont riches en oméga-6

Elles favorisent un terrain inflammatoire dans l'organisme : huile de tournesol, de maïs, de pépins de raisin, de soja. Évitez ces huiles le plus possible, car notre alimentation apporte déjà suffisamment d'oméga-6 *via* les volailles nourries au maïs, les graines de sésame ou de tournesol...).

Aucune huile n'est parfaite !
Vous devez combiner plusieurs huiles pour avoir le combo parfait et couvrir vos besoins sans abuser des oméga-6 : huile d'olive et de colza par exemple !

Le maître-mot ? Modération !

Allez-y mollo sur les quantités, que vous les consommiez en tartines, en pâtisserie ou intégré dans une sauce.
Au quotidien, privilégiez l'huile d'olive, riche en acides gras mono-insaturés, pour la cuisson (stable à la chaleur), et l'huile de colza, riche en oméga-3, pour l'assaisonnement : ces 2 huiles se complètent parfaitement au niveau de leurs acides gras. Vous pouvez remplacer l'huile de colza par de l'huile de noix en assaisonnement. Évitez l'huile de colza pour la cuisson car cette huile est sensible à la chaleur.

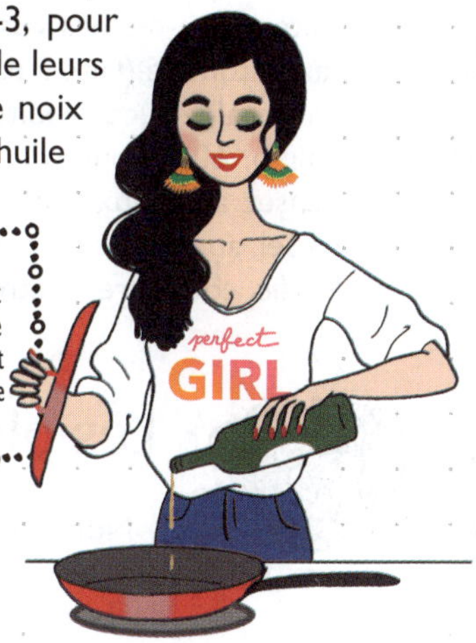

Quid de la margarine ?
Réalisée à partir d'un mélange d'huiles végétales, la margarine est pourtant solide ! Ceci est rendu possible soit par l'ajout d'huile hydrogénée (qui contient des acides gras trans), soit par l'ajout d'une huile solide à température ambiante, telle que l'huile de palme, de coprah... Dans les 2 cas, c'est à éviter !

La bonne consommation : 1 c. à s. d'huile végétale par repas (olive, colza, noix, essentiellement), – cuisson et assaisonnement compris – si votre objectif est la détox ou la perte de poids ; jusqu'à 2 c. à s. par repas si vous souhaitez rééquilibrer votre alimentation et que vous avez une activité physique assez importante.

Alternatives végétales : bon ou pas ?

« Amande cuisine », « épeautre cuisine », crème de soja ou de coco... Les alternatives à la crème fraîche fleurissent dans les rayons bio ! Leur teneur en matière grasse est parfois très intéressante (moins de 10 % pour l'amande cuisine, par exemple), mais si vous lisez bien la liste des ingrédients, vous y trouverez généralement de l'huile de tournesol (dommage !). La crème de coco fait exception, mais elle est composée majoritairement d'acides gras saturés dont on ne doit pas abuser...

La bonne consommation : 1 à 2 fois par semaine (en remplacement de la crème fraîche).

Les purées d'oléagineux (amandes, noisettes, sésame, cajou...)

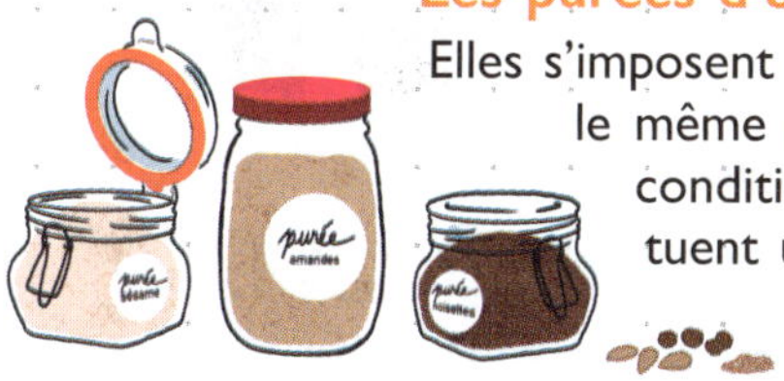

Elles s'imposent dans nos placards depuis quelques années ! Ces purées ont le même profil nutritionnel que les oléagineux qui les composent, à condition de les choisir nature (sans sucre ajouté). Elles constituent une excellente alternative au beurre dans les pâtisseries ou sur les tartines, à condition de ne pas en abuser, car elles contiennent plus de 50 % de graisses.

La bonne consommation : 20 g de purée d'oléagineux à la place de 10 g de beurre ou de 10 g d'huile, en tartines ou en cuisine.

Faut-il bannir les sauces ?

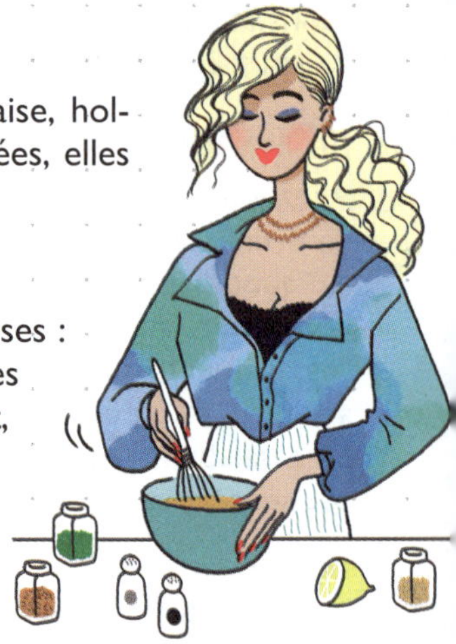

De nombreuses sauces sont riches en graisses : mayonnaise, béarnaise, hollandaise… Évitez au maximum les sauces du commerce. Même allégées, elles sont riches en sel, sucre ajouté et additifs alimentaires !

Faites-les vous-mêmes !

Faites vous-mêmes vos sauces et préférez les sauces pauvres en graisses : sauce tomate (faite à partir de tomates fraîches ou de pulpe de tomates en bocal), sauce crudités (faite à partir de fromage blanc ou de yaourt, voir p. 60), moutarde, Tabasco®…
Pensez aussi aux câpres, au jus de citron, à la sauce Tamari allégée en sel, aux épices (curry, muscade, curcuma…) et aromates (menthe, basilic, coriandre, aneth…) pour donner du goût à vos préparations !

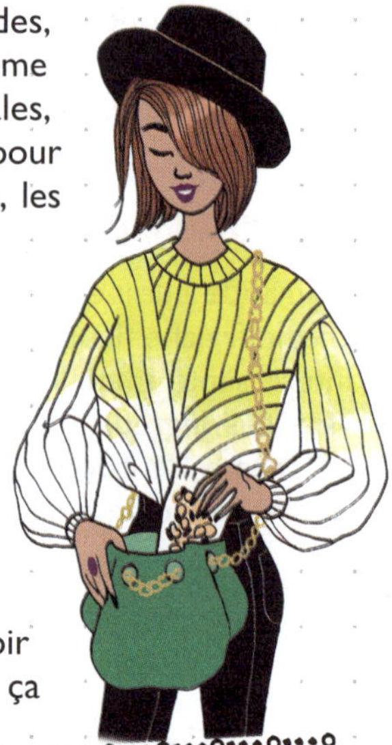

Les oléagineux, tout doux sur le bon gras

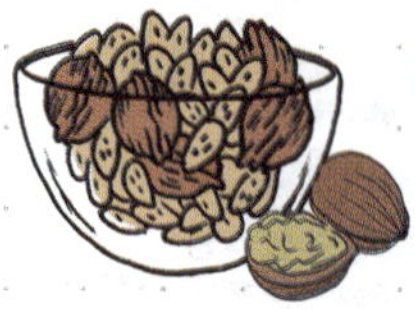

Noix, noisettes, noix de cajou ou de Pécan, arachides, amandes… Ces petites graines sont devenues l'emblème de la healthy food et il y a de quoi : protéines végétales, fibres, calcium, magnésium, composés antioxydants… Elles ont tout pour plaire ! Mais on a tendance à oublier que, comme leur nom l'indique, les oléagineux (du latin *oleum*, « huile ») sont aussi riches en graisses.

De bonnes graisses, mais avec modération

Alors : oui, il s'agit généralement de bonnes graisses (sauf l'arachide, qui apporte surtout des graisses saturées) et elles ont donc toute leur place au sein de l'équilibre alimentaire… à condition d'être consommées avec modération. Si vous en mangez le matin (de la purée de noisettes sur vos pancakes), le midi (des noix dans votre salade), en collation (une poignée d'amandes, ça cale bien), et le soir (du tahin dans votre houmous), vous comprendrez aisément que ça commence à faire beaucoup…
Priorité minceur ! Si vous souhaitez vous alléger de quelques kilos, il va falloir y aller mollo sur les oléagineux !

La bonne consommation : 20 g environ par jour (20 amandes ou noisettes, 13 noix de cajou, 5 noix…).

Mettez un coup de frein sur le beurre de cacahuètes !
C'est étonnant comme on peut diaboliser les cacahuètes à l'apéro, et prôner le beurre de cacahuètes au petit dej' ! Depuis que ce dernier est intégré dans de nombreuses préparations healthy, on oublie qu'il contient environ 50 % de graisses, dont une bonne proportion de saturées ! Consommez-le sans abus : 15 à 20 g de beurre de cacahuètes = 10 g de beurre.

Je cuisine « low fat »

Si vous voulez réduire le gras dans votre alimentation, vous devez naturellement choisir les bons aliments, mais aussi les modes de cuisson les plus adaptés…

Je dis non aux fritures !

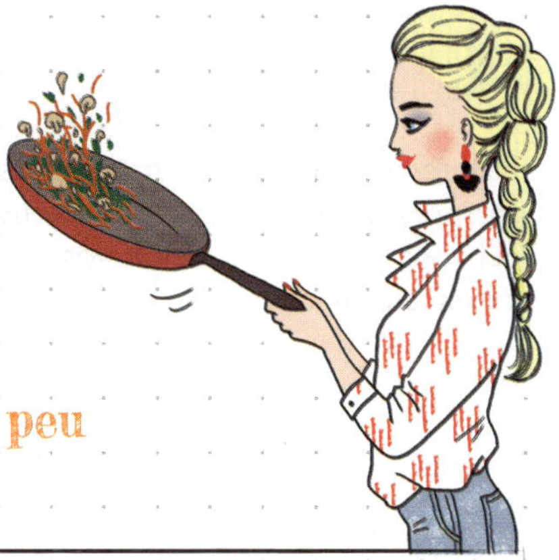

Évitez les modes de cuisson qui nécessitent beaucoup d'huile : fritures (pommes de terre frites, beignets…) et rissolages au cours desquels les aliments se gorgent d'huile ! La palme revient aux tranches d'aubergines frites qui se transforment en véritables éponges à huile…

Les modes de cuisson qui nécessitent peu ou pas de matières grasses

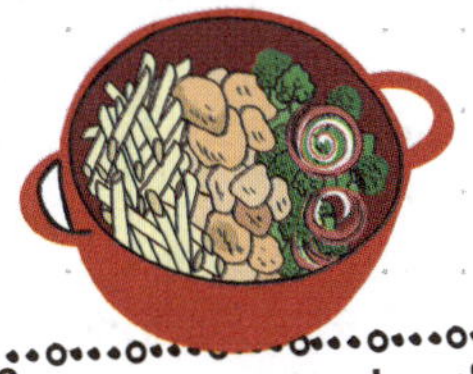

Le maître-mot : doser !
Ne mettez pas l'huile directement depuis la bouteille, utilisez une cuiller à soupe pour doser : c'est la seule façon de vraiment maîtriser l'ajout en matière grasse, et de respecter les quantités préconisées (max 1 à 2 c. à s. d'huile par repas, pour la cuisson et l'assaisonnement).

MODES DE CUISSON À PRIVILÉGIER	TYPES D'ALIMENTS
À l'étouffée (en mijoté)	Légumes et viandes en cocotte (cuisson lente)
À la vapeur	Légumes de tous types, poissons
Au four	Viandes rôties (rôti de porc, poulet, rosbif…) Papillotes de poisson
Au gril et à la plancha	Brochettes et pièces de viande marinée Légumes
À la poêle	Escalopes de poulet et de veau, steak haché… Légumes, œufs
Au wok	Légumes Viandes coupées en petits morceaux Crevettes

Les ustensiles qui me veulent du bien

Certains ustensiles sont très utiles pour vous aider à mieux maîtriser la quantité de matière grasse ajoutée à la cuisson :

- le spray à huile pour assaisonner une salade tout en légèreté, graisser un moule ou une poêle ;
- le pinceau de cuisine ou le papier absorbant pour graisser légèrement une poêle ;
- le papier sulfurisé pour la cuisson en papillote ;
- la poêle ou le gril antiadhésif ;
- le cuit-vapeur pour cuire sainement sans gras.

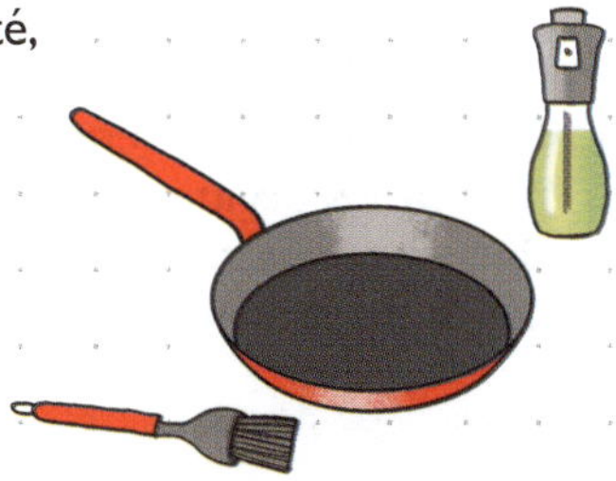

Chapitre 3

Mon programme zéro gras

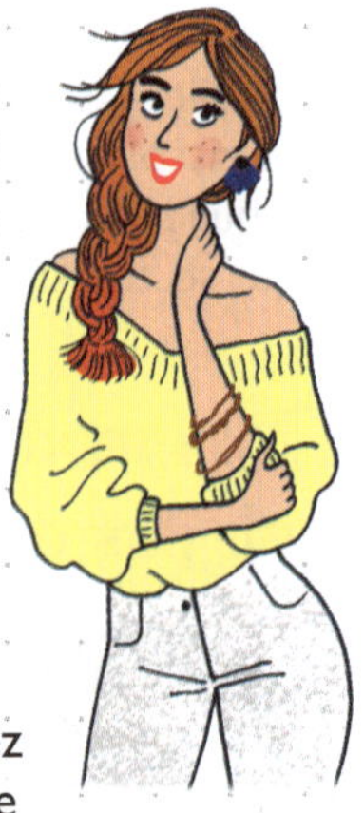

Maintenant que vous en connaissez un rayon sur le gras, il est temps de passer à la pratique et, pour vous, d'entrer en scène ! Suivez le programme qui vous correspond selon vos objectifs principaux : rééquilibrage alimentaire, détox ou minceur !

Mon objectif ? La détox !

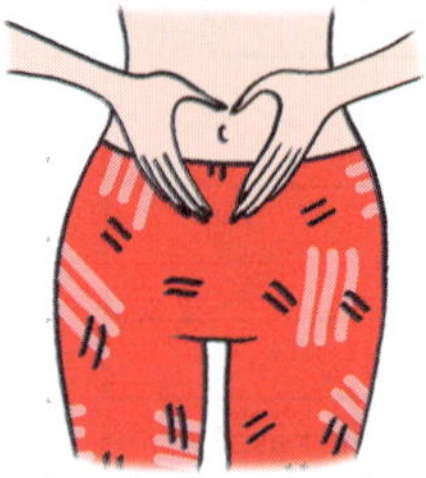

Mon plan d'action

Le constat est simple : vous dormez mal, vous vous sentez lourde et ballonnée, vous êtes fatiguée en permanence, votre peau est grasse et la balance affiche quelques kilos de plus… C'est le signe que les organes de l'élimination (intestin, reins, foie) ne fonctionnent plus de manière optimale, vous avez besoin d'une bonne détox ! Il faut dire que vous vous êtes laissée aller ces derniers temps et avez cumulé des excès alimentaires, mais aujourd'hui, vous êtes prête à modifier vos habitudes !

La détox, c'est quoi ?

Faire une détox, c'est tout simplement donner les moyens à son organisme de mieux éliminer les toxines accumulées (déchets provenant du métabolisme et de l'alimentation tels que les acides gras transformés, l'acide lactique, l'acide urique…), pour être plus efficace ensuite, comme un grand ménage de printemps ! La détox permet ainsi de se sentir mieux dans son corps et dans sa tête.

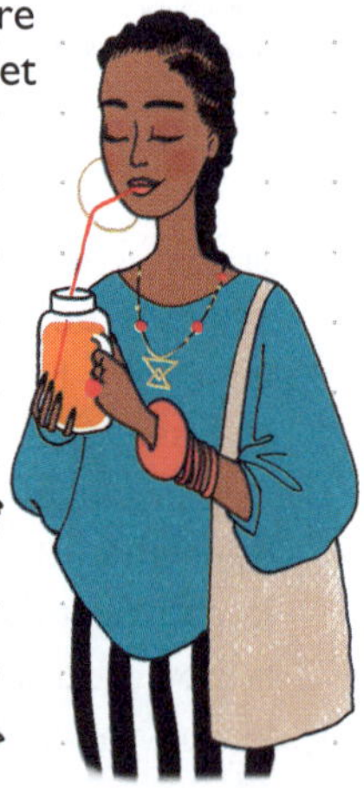

3 clés pour réussir

- **Supprimez intégralement le gras industriel et conservez le gras « essentiel »** (poisson gras, huile de colza et d'olive pour l'équilibre des acides gras, voir p. 45).
- **Favorisez les aliments qui stimulent les organes de l'élimination** et permettent de booster la détox (voir p. 46).

En bonus
Adoptez une routine yoga antistress pour apprendre à vous relaxer et entretenir votre silhouette… Un atout pour ne pas craquer (voir p. 49.) !

- **Apprenez à mieux gérer votre stress** et vos pulsions pour le gras avec la sophrologie et la cohérence cardiaque (voir p. 52) : vous succomberez moins à vos envies de chips ou de chocolat !

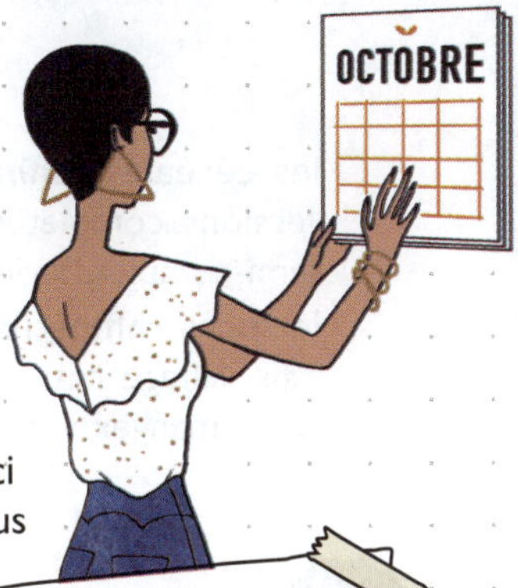

Quand et combien de temps ?

La détox est idéale à la fin de l'hiver, mais vous pouvez la suivre à tout moment, dès que le besoin s'en fait sentir. La détox proposée ici n'est pas stricte (les repas proposés sont structurés et équilibrés), vous pouvez la suivre sur trois semaines sans risque pour la santé.

Contre-indications
Évitez la cure détox pendant la grossesse et si vous souffrez d'une maladie chronique (diabète, cancer…).

Les aliments à bannir pendant ma détox

Vous devez absolument éviter les aliments industriels riches en graisses : quiches, pizzas, pâte à tartiner, plats du traiteur…
Ces graisses perturbent la digestion et le travail du foie, l'organe-clé de la gestion des toxines ! Par ailleurs, ils contiennent des sucres modifiés, du sel et des additifs alimentaires qui entravent également le processus d'élimination.
Il va donc falloir revoir complètement votre alimentation et utiliser des produits frais et bruts (fruits et légumes frais, viandes blanches, poissons, légumes secs, céréales complètes…).
Les menus proposés dans les pages suivantes vous aideront à mettre en place cette détox : veillez à faire vos courses afin d'avoir tout ce qu'il faut le jour J pour les suivre !

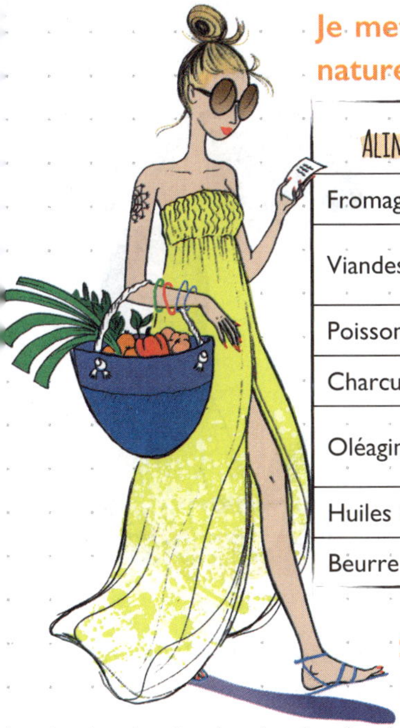

Je mets un coup de frein à ma consommation d'aliments naturellement gras

ALIMENTS GRAS	QUANTITÉ ET FRÉQUENCE DE CONSOMMATION PENDANT LA DÉTOX
Fromages	À éviter pendant toute la détox
Viandes	Choisissez les viandes maigres uniquement et ôtez le gras visible
Poisson gras	1 fois par semaine
Charcuterie grasse	À éviter pendant toute la détox
Oléagineux	20 g max par jour (20 noisettes ou amandes ou 5 noix de Grenoble ou 13 noix de cajou…)
Huiles végétales	1 c. à s. max par repas (olive/colza)
Beurre	10 g pour le petit déjeuner (1 noix)

Stop aux autres petites bombes alimentaires…

Bien sûr, il vous faudra également éviter les aliments qui produisent des déchets dans l'organisme :

- **l'alcool** sous toutes ses formes ;

- **les céréales raffinées** (farine blanche, riz blanc, pain blanc...) : remplacez-les par leurs versions complètes ou semi-complètes (pain complet au levain naturel, riz complet ou semi-complet, farine complète d'épeautre...) ;
- **le sucre raffiné** (blanc, sucre glace, cassonade...) : préférez les desserts sans sucre (fruit frais, laitage nature), buvez vos boissons sans sucre ajouté, et ajoutez (si vous n'arrivez pas à manger vos laitages complètement sans sucre) 1 petite c. à c. de miel.

Buvez au moins 1,5 litre par jour !

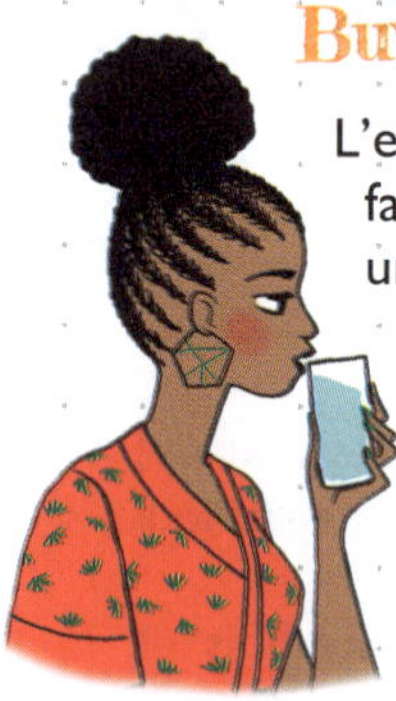

L'eau permet de drainer efficacement les toxines et favorise le travail du rein. Pas de détox efficace sans une grande quantité d'eau ! Vous pouvez boire de l'eau plate ou pétillante (pauvre en sodium, comme Perrier® ou Salvetat®) et des infusions ou du thé léger (thé vert, thé rooibos... mais évitez l'excès de caféine qui a tendance à énerver) qui boostent également l'élimination rénale.

Et les protéines animales ?
Freinez votre consommation de viande, poisson et œufs, qui génèrent des déchets : 100 à 150 g (100 g = 2 fines tranches de rôti ou un petit filet de poisson) par jour, ça suffit !

Vive les aliments détox !

Misez sur le bio !
Les fruits et légumes issus de l'agriculture traditionnelle (non bio) peuvent renfermer des résidus de pesticides qui entravent une détox, car ces toxiques chargent le foie. Préférez les produits bio autant que possible.

Certains aliments sont particulièrement recommandés pour favoriser l'élimination :

- **Consommez des légumes à chaque repas :** ils sont riches en vitamines, minéraux et composés antioxydants qui stimulent les organes de l'élimination. Certains légumes sont à privilégier : les choux (vert, chou-fleur, brocoli...), les poireaux, les épinards, le radis noir, l'artichaut, les asperges... riches en composés antioxydants, fibres et composés soufrés qui facilitent le travail du foie et de l'intestin.
- **Consommez des fruits (2 à 3 par jour) :** leur richesse en fibres, en eau et en composés antioxydants stimulent les reins, le foie et l'intestin.

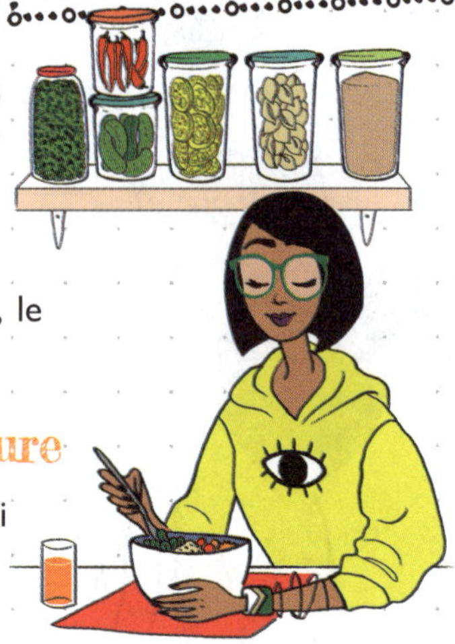

Stop aux fritures et cuissons à haute température

Les modes de cuisson sont très importants : fuyez les fritures qui peuvent générer la formation de produits toxiques et les cuissons à haute température (cuisson à la poêle, par exemple) qui altèrent les vitamines et minéraux.

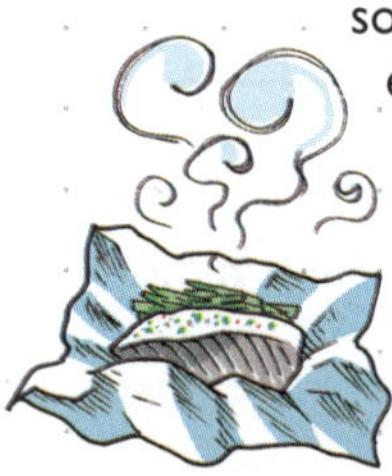

Privilégiez les cuissons sans aucune matière grasse (papillote, vapeur...) et ajoutez un peu de matière grasse (huile d'olive ou de colza) après la cuisson, votre digestion sera améliorée.
Le top du top : la cuisson à la vapeur douce !

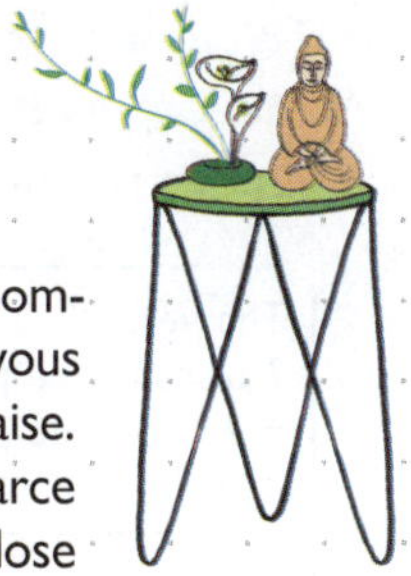

Je me mets en mode zen

Les compulsions pour le gras (ou pour le sucre) correspondent souvent à la compensation d'un stress ou d'une anxiété ! Le cas typique : vous êtes stressée, cela vous rend fébrile et vous sentez que vous avez besoin de quelque chose qui vous apaise. Votre réflexe à haut risque : manger des chips, du chocolat ou du fromage, parce que c'est ce qui vous calme en un temps record ! Quand vous prenez votre dose de gras, votre cerveau libère effectivement de la dopamine, une hormone aux effets apaisants… Mais cet effet est de courte durée, le stress revenant vite et, avec lui, la culpabilité d'avoir englouti le paquet de chips. Sans oublier les kilos qui s'accumulent… #MauvaisPlan

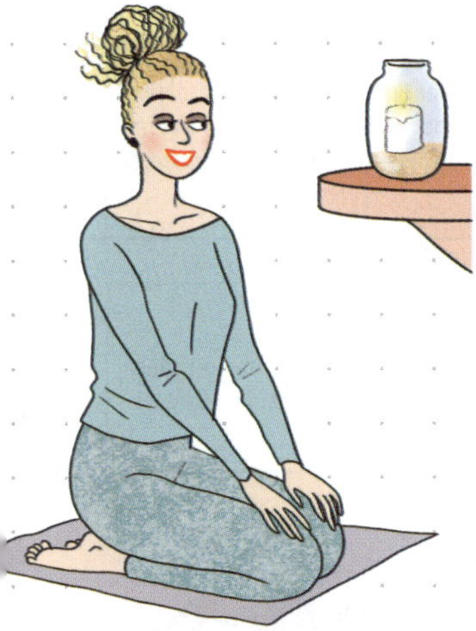

J'adopte un lifestyle relaxant

Adoptez une technique de gestion du stress au quotidien, et n'attendez pas d'être stressée pour la mettre en application : séances de méditation, de yoga (voir programme p. 49), de cohérence cardiaque, de sophrologie, une marche dans la nature… Trouvez ce qui est le plus efficace pour vous et pratiquez au moins 2 ou 3 séances de sport ou marches d'une demi-heure par semaine.

Comment je gère mes envies ?

Vous êtes en pleine détox, tout se passait bien jusque-là et, brusquement, vous avez des envies de saucisson ou de cookies ? Pour éviter cette situation, rangez tous les aliments à risque hors de vue (au fond d'un placard ou du frigo) et prévoyez des alternatives saines : vous pouvez par exemple préparer un clafoutis léger aux fruits (voir recette p. 87) que vous congelez, coupé en petits morceaux. Quand une envie de gras survient, prenez un petit morceau de clafoutis, ça vous aidera à ne pas vous jeter sur la tablette de chocolat !

Idées de petits déjeuners et de snacks détox

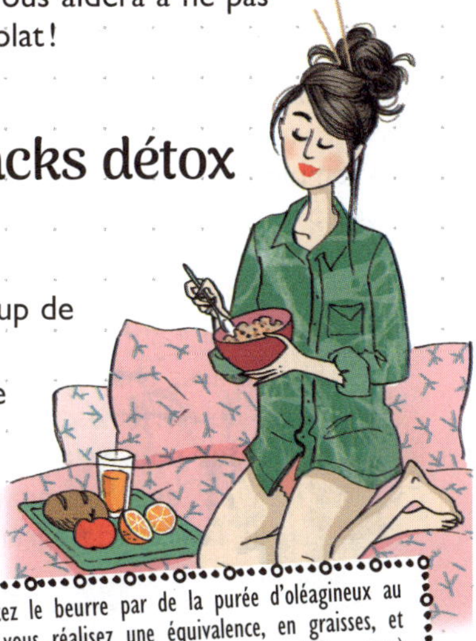

Mes petits déjeuners détox low fat

Pour démarrer du bon pied et garantir une journée sans coup de mou, composez soigneusement votre petit déjeuner :

- une boisson sans sucre pour s'hydrater (thé, infusion de thym ou de romarin…), eau citronnée tiède. Évitez le café, riche en caféine, qui risque de vous énerver ;
- du pain complet ou des flocons de céréales, avec 10 g de beurre (ou 20 g de purée d'oléagineux, soit 2 c. à c.) ;
- un fruit frais pour l'apport en vitamines et composés antioxydants qui stimulent la détox.

> Si vous remplacez le beurre par de la purée d'oléagineux au petit déjeuner, vous réalisez une équivalence, en graisses, et vous pouvez encore consommer des oléagineux (20 g max) à un autre moment de la journée !

Quelques petits déjeuners détox

Thé vert 2 tranches de pain complet au levain + 2 c. à c. de purée d'amandes 2 kiwis	**Boisson citron-gingembre** 3 c. à s. de flocons d'avoine + 1 petit verre de lait végétal sans sucre 1 compote sans sucre
Thé rooibos (rouge) 3 c. à s. de flocons de quinoa + 1 yaourt au soja nature + 4 c. à s. de fruits rouges décongelés	**Jus vert** 1 porridge préparé la veille au soir : 2 c. à s. de flocons d'avoine, 1 c. à s. de graines de chia mélangés et laissés gonfler dans 1 yaourt nature de brebis et 50 ml de lait végétal sans sucre

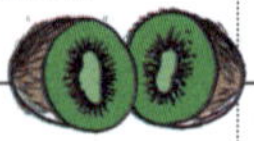

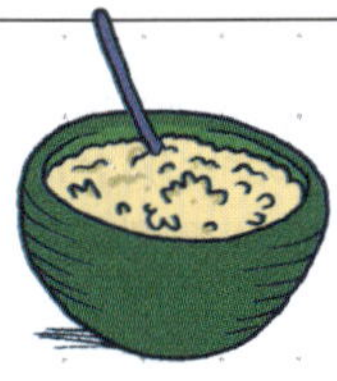

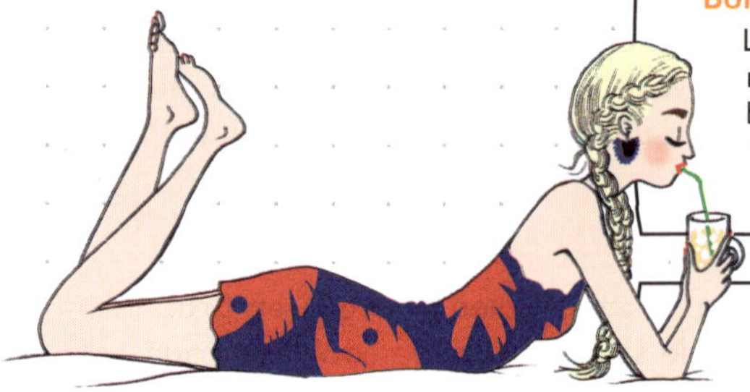

Boisson citron-gingembre (pour 1 personne)

Lavez et coupez en petits morceaux ¼ de citron jaune bio. Épluchez et râpez 1 cm de gingembre frais. Faites infuser le tout dans 30 cl d'eau bouillante pendant 5 minutes puis filtrez. En option : sucrez très légèrement si vous n'arrivez pas à boire nature (½ c. à c. de miel max) et dégustez.

Jus vert (pour 1 personne)

Lavez ½ concombre, 1 pomme, 1 branche de céleri, 1 petite poignée de mâche et quelques brins de persil. Passez tous les ingrédients à la centrifugeuse ou à l'extracteur et dégustez.

Mes snacks low fat spécial détox

Un petit creux? Le réflexe drainage!

Prenez d'abord une boisson drainante : privilégiez une infusion à base de reine-des-prés, de bouleau ou de pissenlit, par exemple, à raison d'1 c. à c. de plantes en vrac par tasse (infusés 5 minutes).

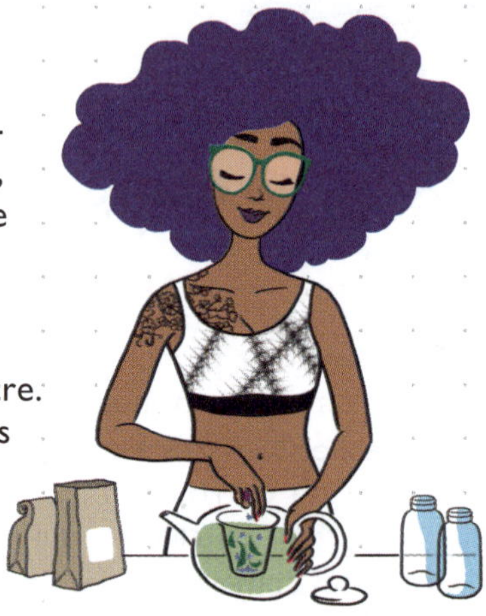

L'en-cas parfait

Puis optez pour un fruit frais ou une compote sans sucre. Si vous avez encore faim, ajoutez une dizaine d'amandes ou de noisettes.

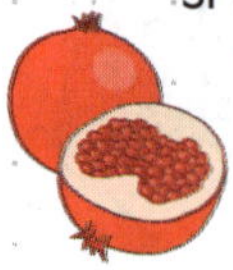

Vous pouvez aussi prendre un laitage nature, avec des morceaux de fraises, de kiwis, de la grenade égrenée…

Mon plan d'action détox, fitness et antistress

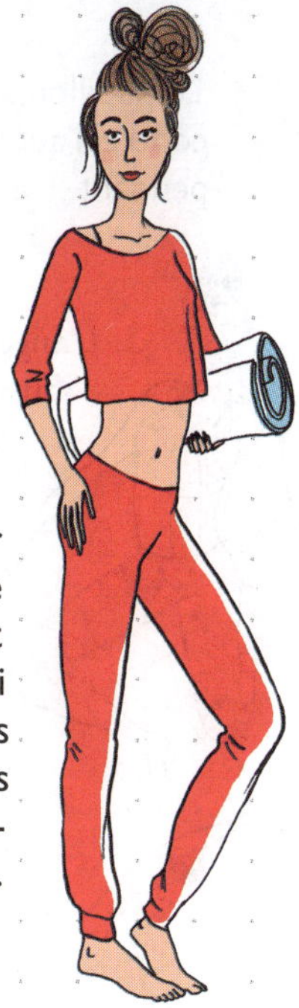

Du yoga pour maîtriser mes envies

La suppression des graisses industrielles va certainement avoir un impact sur votre moral : vous pourriez ressentir des tensions, des sautes d'humeur et vous aurez besoin de vous faire du bien pour compenser le manque et éviter de craquer ! La pratique du yoga est parfaite pour vous aider à canaliser votre stress, mais aussi vous reconnecter à votre corps et renforcer votre estime personnelle : changer le regard sur soi et agir avec bienveillance permet de renforcer sa confiance en ses propres capacités, de se sentir fière de soi et de faire le plein de motivation pour poursuivre ses efforts. Les sécrétions de sérotonine et de dopamine produites par le cerveau durant les postures permettent de réduire les tensions, et la respiration longue et lente adoptée pendant chaque séance ralentit le rythme cardiaque, apaise, recentre… Résultat : vous vous sentez zen et maîtrisez mieux vos envies !

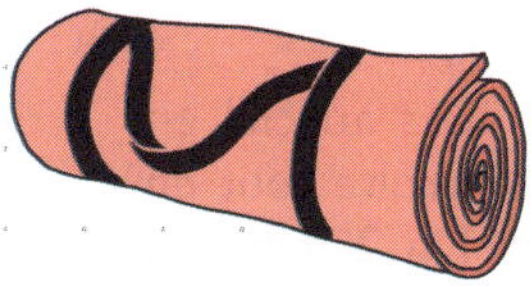

Mon yoga détox

Le yoga propose de nombreuses postures qui permettent notamment de stimuler la circulation sanguine et lymphatique, ce qui favorise l'élimination des toxines. Les postures en torsion, qui activent la zone abdominale, stimulent particulièrement les organes internes (foie, estomac, intestin, reins, vésicule biliaire) en les comprimant et en les massant. Privilégiez donc ces exercices, le temps de votre détox, pour un effet super booster et drainant !

Mon enchaînement de yoga détox

1. Posture de l'élimination : couchée sur le dos, ramenez le genou droit contre votre poitrine en rentrant le ventre. Pressez-le contre vous avec les mains. Laissez l'autre jambe tendue. Maintenez la posture pendant 1 à 2 minutes, puis changez de côté.

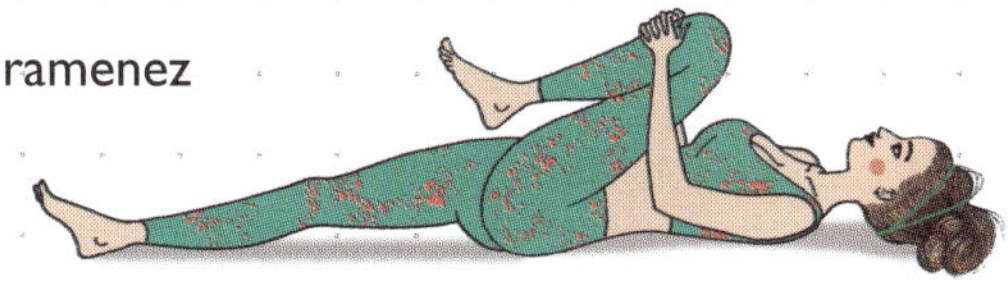

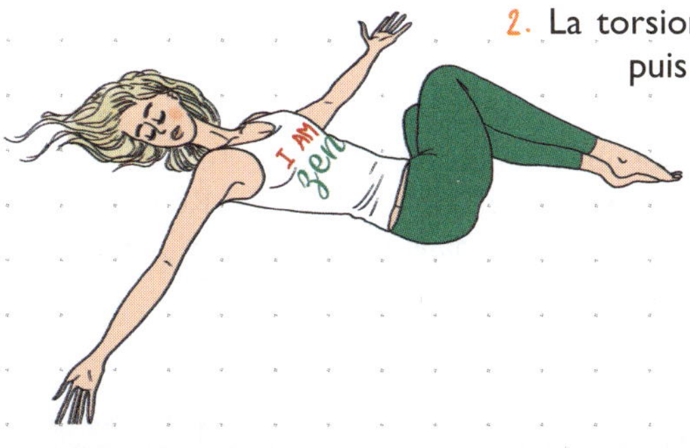

2. La torsion couchée : allongée sur le dos, pliez les jambes, puis basculez-les sur le côté droit en tournant votre tête vers la gauche. Placez vos bras étendus en croix de chaque côté. Maintenez la position pendant 1 à 2 minutes, puis changez de côté.

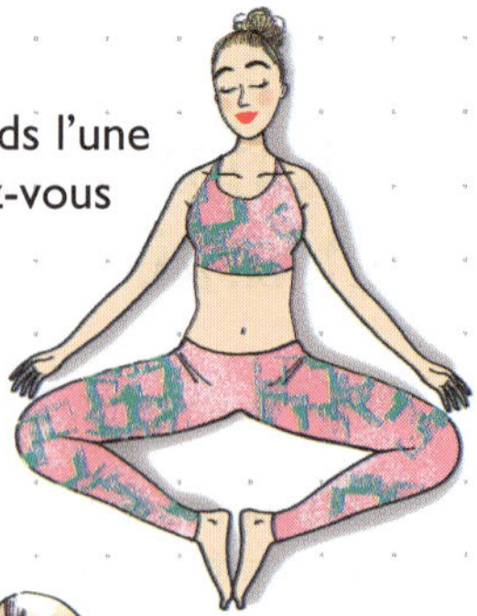

3. Le papillon au repos : allongée sur le dos, ramenez la plante de vos pieds l'une contre l'autre, les genoux pliés et ouverts sur les côtés, et détendez-vous pendant 1 à 2 minutes.

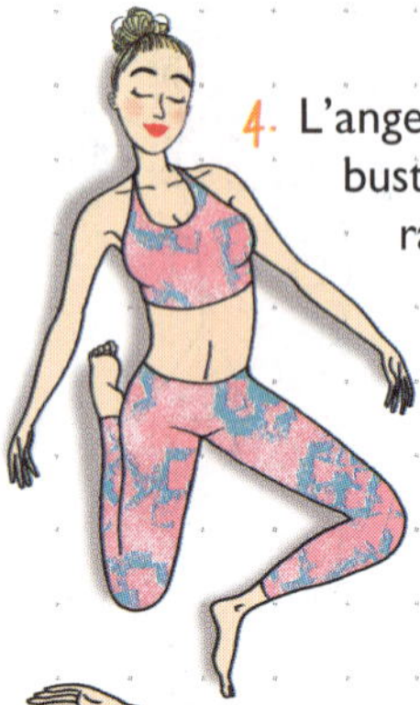

4. L'ange : depuis la position précédente, redressez le buste, puis pliez la jambe droite vers l'extérieur en ramenant le pied près de la hanche. Allongez-vous à nouveau tout doucement. Gardez la position 1 à 2 minutes, puis changez de côté.

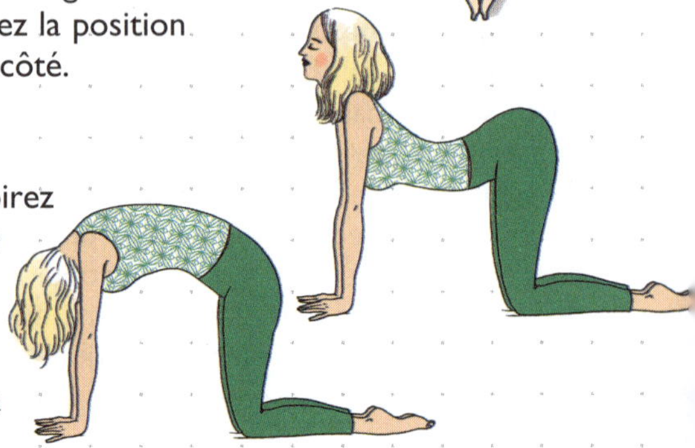

5. Le chat : à quatre pattes, inspirez en creusant le dos et en regardant vers le plafond, puis expirez en arrondissant votre dos et en regardant vers votre nombril. Refaites la posture 3 fois.

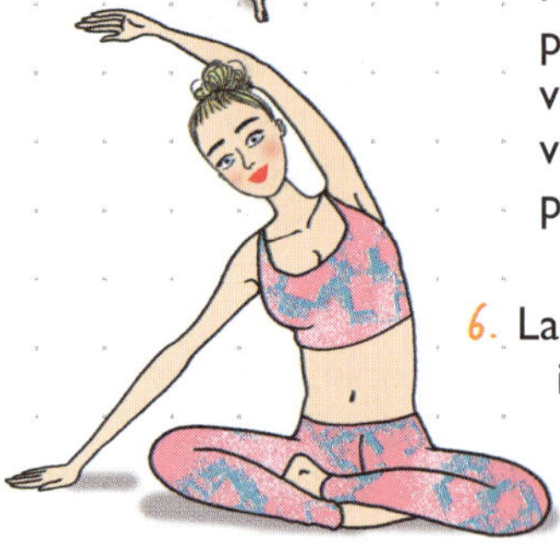

6. La flexion assise latérale : assise en tailleur, levez vos bras au ciel en inspirant, puis expirez en penchant votre buste vers la droite tout en étirant le bras gauche. Tenez la position pendant 1 à 2 minutes, puis changez de côté.

Découvrez d'autres idées d'enchaînement simple de yoga détox sur YouTube (voir carnet d'adresses).

Quand?

Réalisez cet enchaînement de 6 postures chaque matin, pour bien démarrer la journée!

Combien de temps? 15 minutes.

Mon yoga minceur

Le yoga est un sport à part entière qui permet de tonifier efficacement la silhouette en stimulant les muscles profonds. Il muscle tout en longueur pour un effet silhouette fine, il brûle des calories et améliore le métabolisme, c'est exactement ce qu'il vous faut pour commencer à vous affiner en douceur!

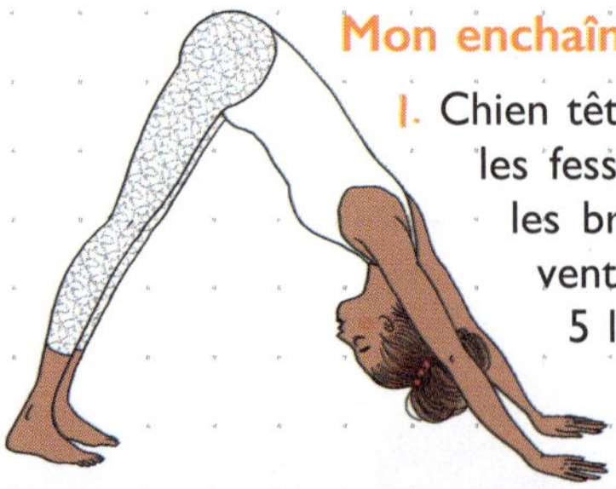

Mon enchaînement de yoga minceur

1. Chien tête en bas : positionnez-vous d'abord en planche, puis levez les fesses en l'air et, si possible, tendez les jambes. Tendez bien les bras, mains ancrées dans le sol, doigts écartés. Rentrez le ventre, étirez la colonne et restez dans cette position pendant 5 longues respirations.

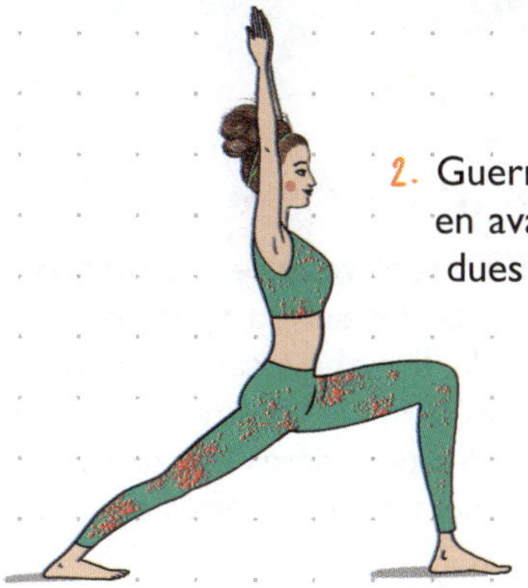

2. Guerrier I : depuis la posture précédente, amenez votre pied droit en avant, placez-le entre les mains. Redressez-vous, les mains tendues au-dessus de votre tête, jambe arrière tendue, pied gauche ouvert vers l'extérieur à 45° et genou droit bien au-dessus des orteils. Gardez les hanches dirigées vers l'avant et restez ainsi pendant 5 respirations.

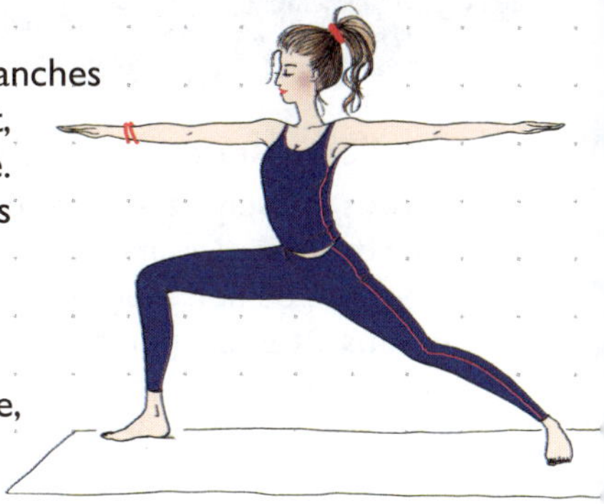

3. Guerrier 2 : pivotez les hanches vers la gauche et dirigez votre regard vers l'avant, les épaules basses. Les bras doivent former une seule ligne. Pensez à bien rentrer les fesses et le ventre, et restez dans cette position pendant 5 respirations.

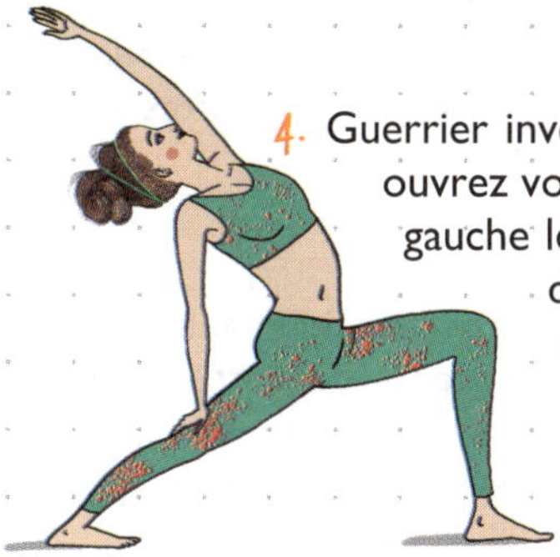

4. Guerrier inversé : maintenez la jambe avant pliée, ouvrez votre buste, faites glisser votre bras gauche le long de la jambe gauche et tendez le bras droit en l'air. Étirez bien la colonne et tenez la position pendant 5 respirations.

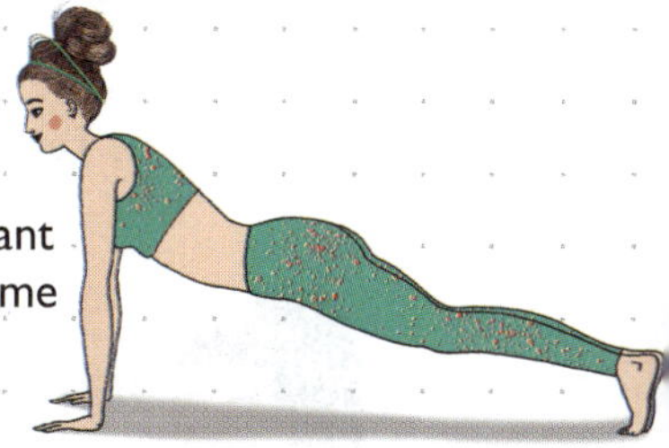

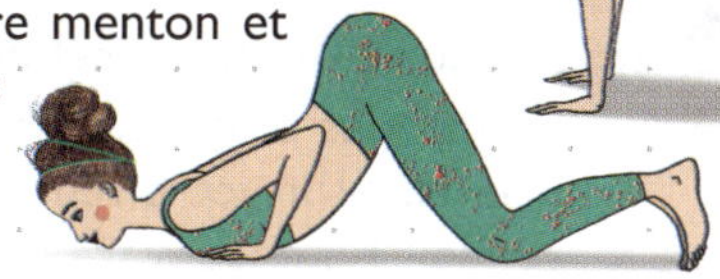

5. Huit points au sol : revenez en planche sur votre tapis, puis pliez les coudes en les maintenant proches du corps, pliez les genoux et descendez vers le sol comme pour faire une pompe, jusqu'à ce que votre menton et vos genoux touchent votre tapis. Les fesses restent en l'air. Maintenez la position pendant 3 respirations.

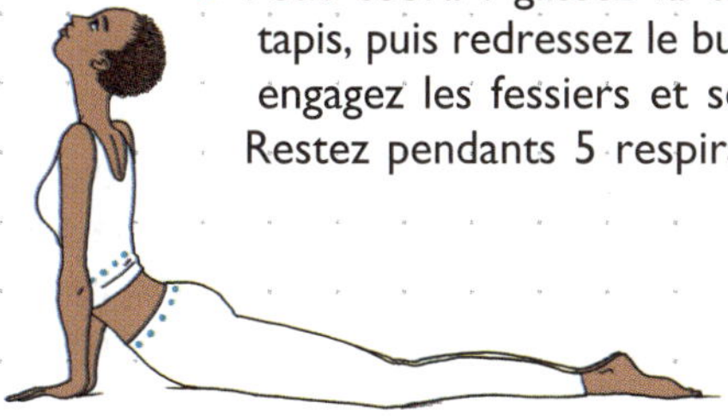

6. Petit cobra : glissez la tête vers l'avant du tapis, puis redressez le buste. Gardez les coudes proches du corps, ouvrez le buste, engagez les fessiers et serrez bien les abdominaux pour protégez les lombaires. Restez pendants 5 respirations.

Revenez ensuite dans la posture du chien tête en bas, puis réalisez le même enchaînement de l'autre côté. Puis, reprenez l'enchaînement depuis le début encore 2 fois de suite d'un côté, puis de l'autre (soit 6 fois en tout).

Quand et combien de temps ?

3 fois par semaine, en fin de journée, réalisez une séance (20 minutes pour commencer, si vous êtes novice, puis allongez la durée à 30 minutes).

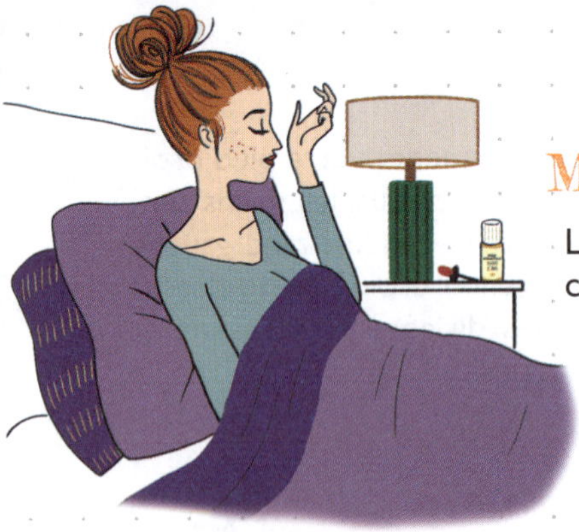

Mes astuces naturelles antistress

Les plantes et huiles essentielles (HE) sont vos alliées antistress : certaines HE agissent directement au niveau du système nerveux, en réduisant, par exemple, le rythme cardiaque ou le taux d'adrénaline. Des plantes, comme la camomille ou la menthe poivrée, possèdent des propriétés relaxantes au niveau musculaire. Voici une sélection de recettes parfaites pour mieux maîtriser vos envies…

2 huiles essentielles antistress

Si vous ressentez un coup de stress que vous avez du mal à gérer, prenez de l'HE de Lavande vraie (*Lavandula angustifolia*), apaisante : déposez 1 goutte sur le creux des poignets (mélangée ou non avec une petite dose de crème hydratante) et respirez… Détente garantie ! **Si vous êtes en perte de motivation,** pensez à l'HE de Sapin baumier (*Abies balsamea*), qui favorise la libération des endorphines et redonne courage et optimisme : 2 gouttes sur la face interne des poignets, frottez et respirez.

Mon exercice sophro antigrignotage

La sophrologie peut aussi vous aider dans les moments difficiles : cette technique antistress utilise la respiration combinée à la visualisation pour obtenir une détente du corps et de l'esprit. Résultat : vous respirez mieux, votre corps est mieux oxygéné, votre cerveau aussi, et vous ressentez un calme intérieur. Une fois que vous êtes apaisée, vos envies de gras sont beaucoup plus faciles à gérer…

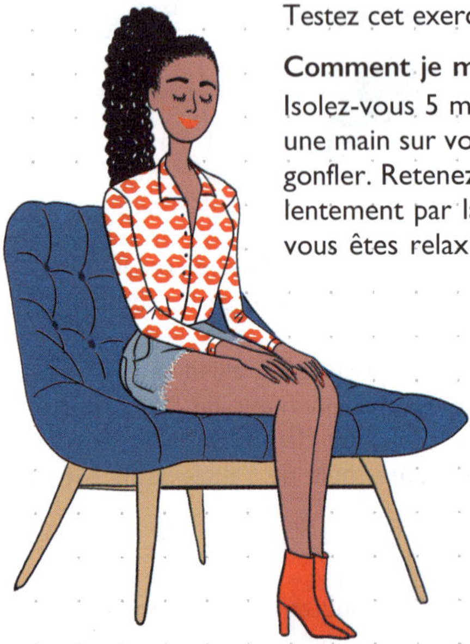

Quand ?

Testez cet exercice dès que vous commencez à avoir des envies de gras.

Comment je m'y prends ?

Isolez-vous 5 minutes et respirez calmement et profondément : posez une main sur votre ventre, inspirez par le nez et sentez votre ventre se gonfler. Retenez votre respiration pendant 3 à 5 secondes, puis expirez lentement par la bouche en rentrant le ventre. Au bout de 5 minutes, vous êtes relax et maîtrisez mieux vos pulsions pour le gras !

Ma respiration zen express

Pour éviter les sautes d'humeur et réduire votre niveau de stress, adoptez la cohérence cardiaque : une technique de relaxation qui régule en quelques minutes le rythme cardiaque et apaise les émotions, grâce au contrôle de la respiration.

Quand ?

Dès que vous vous sentez en mode « survolté » !

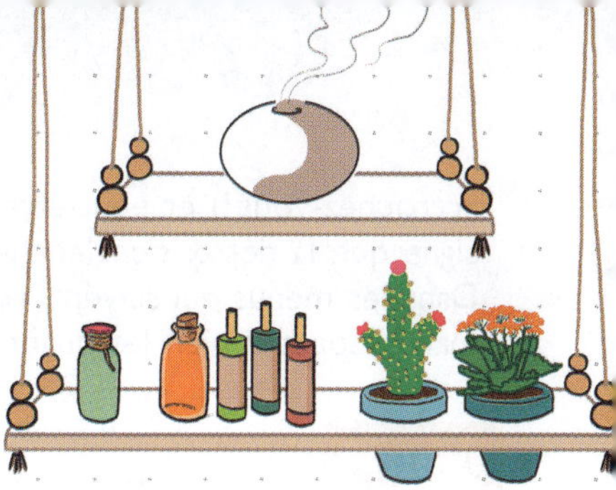

Comment je m'y prends?
Installez-vous confortablement puis inspirez pendant 5 secondes, et expirez pendant 5 secondes (6 respirations complètes par minute) pendant 3 à 5 minutes.

Je booste ma détox avec les plantes

Certaines HE sont particulièrement efficaces pour détoxifier l'organisme, booster les fonctions d'élimination et de drainage et stimuler les organes star qui éliminent les toxines. Par exemple, les HE de Citron, de Romarin à verbénone ou de Menthe poivrée sont parfaites pour faciliter le travail du foie!

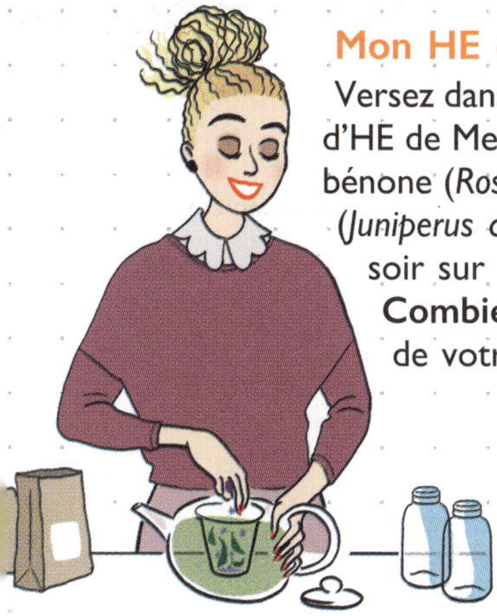

Mon HE détoxifiante pour le foie

Versez dans un flacon vide 40 gouttes d'HE de Citron (*Citrus limon*), 40 gouttes d'HE de Menthe poivrée (*Mentha piperita*), 40 gouttes d'HE de Romarin à verbénone (*Rosmarinus officinalis verbenoniferum*) et 40 gouttes d'HE de Genevrier (*Juniperus communis*). Mélangez. Déposez 2 gouttes de ce mélange matin et soir sur 1 boulette de mie de pain ou sur une pastille neutre et avalez.
Combien de temps? Prenez ce mélange pendant la première semaine de votre détox.

Mes petites infusions magiques

Vous pouvez aussi prendre des infusions de bouleau (favorise l'élimination rénale + effet drainant au niveau du foie), de pissenlit (stimule les intestins et favorise l'élimination rénale), ou encore de reine-des-prés (effet diurétique).
La bonne consommation : 1 à 2 tisanes par jour (1 c. à c. de plantes séchées en vrac, infusées dans une tasse de 25 cl d'eau bouillante pendant 5 minutes).

Mes menus low fat spécial détox

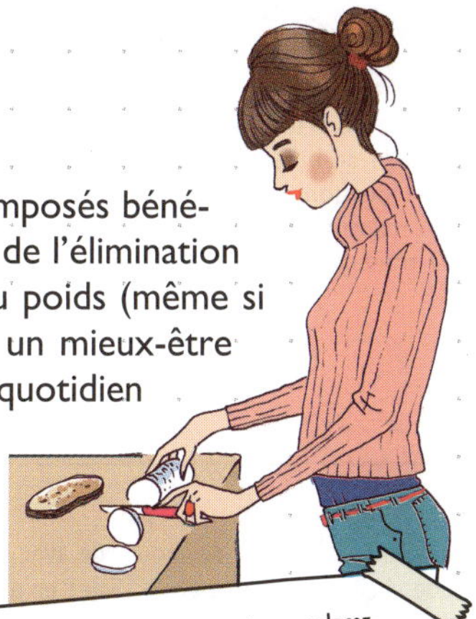

Les menus qui suivent sont pauvres en graisses et riches en composés bénéfiques (antioxydants, oligoéléments…) qui stimulent les organes de l'élimination (fois, intestins, reins). L'objectif principal n'est pas de perdre du poids (même si vous allez certainement vous alléger), mais plutôt de ressentir un mieux-être digestif, une peau qui respire, et de retrouver de l'énergie au quotidien à la fin de ces 3 semaines.

1re semaine

La première semaine de détox est assez facile à suivre : votre motivation est à son apogée. Cependant, l'activation des organes de l'élimination pourrait provoquer un peu de fatigue ou de maux de tête (c'est normal,

Si vous ne mangez pas de viande, remplacez-la par du tofu ou par 100 g de légumineuses cuites (lentilles vertes ou corail, pois chiches…).

accrochez-vous !) et peut-être aussi des troubles digestifs (accélération du transit). C'est le signe que la détox s'enclenche ! Yes !
Dans les menus qui suivent, vous pouvez manger les légumes « à satiété » (selon votre faim), mais respectez bien les quantités de matière grasse ajoutée.

Jour 1

DÉJEUNER

- 100 à 150 g de filet de sole cuit en papillote
- Purée de légumes nature (surgelée) + 1 c. à s. de crème de soja
- 1 yaourt au soja nature
- 1 tranche de pain complet au levain

DÎNER

- Radis à la croque
- Courgettes cuites à la vapeur + 1 c. à s. d'huile d'olive
- 150 g de riz semi-complet
- 1 compote sans sucre

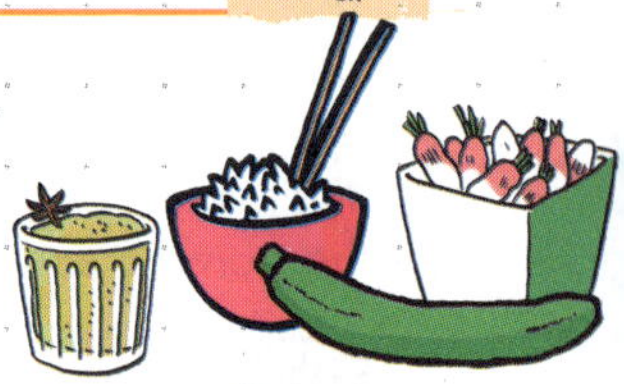

Jour 2

DÉJEUNER

- 100 g de blanc de dinde poêlé sans MG
- **Fondue de poireaux**
- 100 g de boulgour
- ¼ d'ananas

DÎNER

- 200 g de **taboulé de quinoa**
- Brocoli vapeur
- 1 yaourt de soja nature + 1 kiwi coupé en morceaux

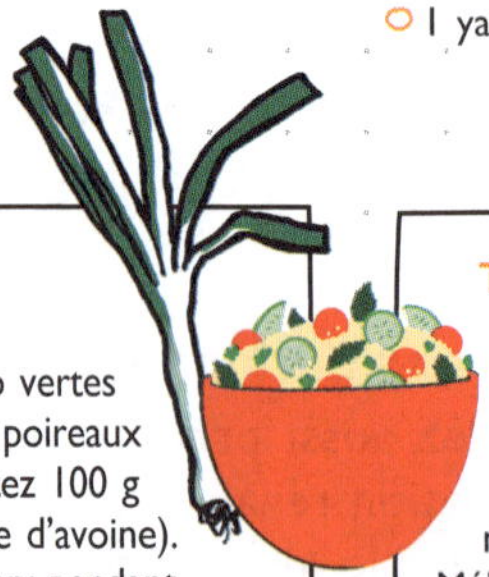

Fondue de poireaux (pour 2 personnes)

Lavez 4 poireaux, ôtez les parties trop vertes et coupez-les en tronçons. Mettez les poireaux dans une cocotte antiadhésive et ajoutez 100 g d'avoine cuisine (crème végétale à base d'avoine). Salez, poivrez et laissez cuire à feu doux pendant 30 à 40 minutes, en mélangeant régulièrement. Ajoutez un peu d'eau en cours de cuisson si besoin.

Taboulé de quinoa (pour 2 personnes)

Faites cuire 100 g de quinoa à l'eau bouillante pendant 15 min, puis égouttez et laissez refroidir. Coupez ½ poivron, ½ oignon blanc, ¼ de concombre et 2 tomates en petits morceaux. Hachez quelques brins de menthe. Mélangez tous les ingrédients, arrosez avec le jus d'½ citron, salez et ajoutez 2 c. à s. d'huile d'olive. Servez très frais.

Jour 3

DÉJEUNER

- 150 g de crevettes roses
- Salade de betterave cuite, fenouil cru, mâche + 1 portion de **vinaigrette légère**
- ½ mangue
- 1 tranche de pain complet au levain

DÎNER

- **Velouté de lentilles corail**
- Salade de jeunes pousses d'épinards + 1 portion de vinaigrette légère
- 1 yaourt de brebis nature

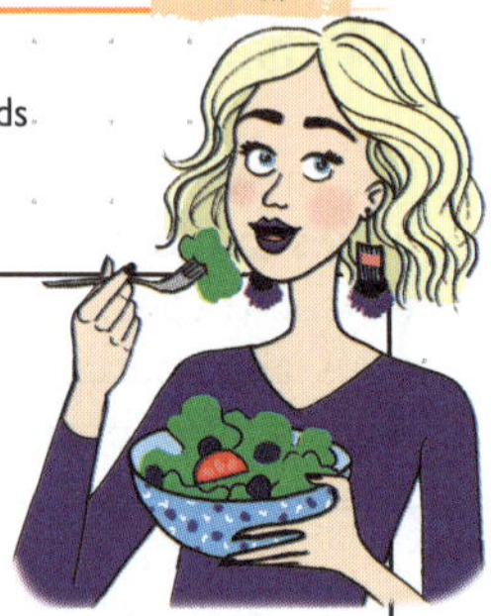

Vinaigrette légère (pour 2 personnes)

Mélangez 1 c. à c. de moutarde avec 1 c. à s. de vinaigre de votre choix. Salez et poivrez puis ajoutez 1 c. à s. d'huile de colza et 1 c. à s. d'eau. Ajoutez de l'ail haché ou des herbes ciselées (coriandre, ciboulette…).

Velouté de lentilles corail (pour 2 personnes)

Pelez et coupez 1 carotte en rondelles. Rincez abondamment 100 g de lentilles corail sèches. Pelez et émincez ½ oignon. Mettez le tout dans une cocotte, saupoudrez avec 1 c. à c. de curry en poudre et couvrez avec 50 cl d'eau. Laissez cuire pendant 30 min environ. Ajoutez ensuite 100 g de pulpe de tomates fraîches, 2 bonnes pincées de sel et 50 ml de lait de coco. Mixez finement.

Jour 4

DÉJEUNER

- ½ pomelo
- **Wok de courgettes au tofu**
- 150 g de sarrasin en grains (magasin bio)
- 1 faisselle de chèvre nature

DÎNER

- Salade de fenouil cru + ciboulette et 1 portion de vinaigrette légère
- Omelette aux champignons (2 œufs)
- 1 compote sans sucre
- 1 tranche de pain complet au levain

Wok de courgettes au tofu (pour 2 personnes)

Pelez 2 courgettes et taillez-les en tagliatelles à l'aide d'un couteau économe. Pelez et hachez 2 gousses d'ail. Dans un wok, faites chauffer 1 c. à s. d'huile d'olive, puis ajoutez les légumes. Faites revenir pendant 3 à 4 minutes en mélangeant, puis ajoutez 100 g de tofu aux herbes coupé en morceaux et 1 c. à s. de sauce soja. Poursuivez la cuisson pendant 2 minutes et servez.

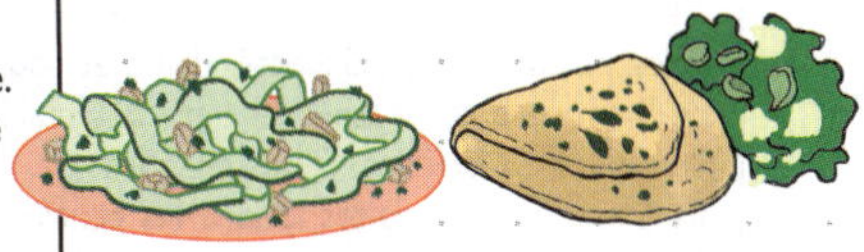

Jour 5

DÉJEUNER

- Salade de fonds d'artichaut + 1 portion de vinaigrette légère
- 100 g de blanc de poulet froid
- 100 g de raisin ou autre fruit de saison
- 1 tranche de pain complet

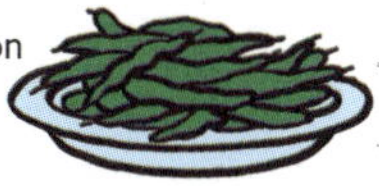

DÎNER

- Salade de pois chiches (150 g) à la coriandre + 1 portion de vinaigrette légère
- 1 tranche de jambon blanc
- Haricots verts cuits à la vapeur + 1 c. à c. d'huile d'olive
- 1 faisselle de chèvre nature

Jour 6

DÉJEUNER

- 1 tranche de pain complet au levain + sardines écrasées et menthe fraîche ciselée
- 100 g d'escalope de veau grillée sans MG
- Chou-fleur vapeur + 1 c. à s. d'huile d'olive
- Orange

Très riche en vitamines et composés antioxydants, le chou kale est votre allié détox et minceur par excellence !

DÎNER

- **Soupe détox au chou kale**
- Salade de jeunes pousses et quartiers de pomelo + 1 portion de vinaigrette légère
- 1 fromage blanc de brebis nature
- 1 tranche de pain complet au levain

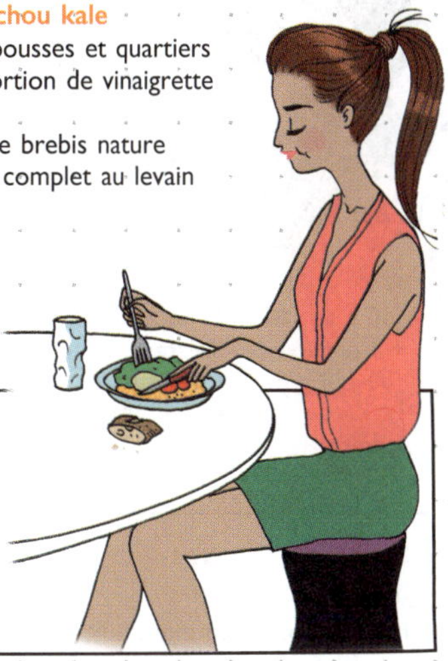

Soupe détox au chou kale (pour 2 personnes)

Pelez et émincez ½ oignon. Lavez et émincez 100 g de feuilles de chou kale (enlevez les parties dures). Pelez et coupez en rondelles 1 carotte. Lavez 1 branche de céleri. Mettez tous les légumes dans une casserole, couvrez avec 1 litre d'eau. Salez et poivrez, puis laissez cuire à feu doux pendant 15 min. Ajoutez en fin de cuisson 1 c. à s. d'huile d'olive et mixez.

Jour 7

DÉJEUNER

- **Poulet sauté aux asperges**
- 100 g de riz basmati semi-complet
- 1 pomme cuite au four

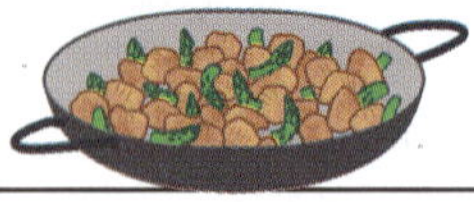

DÎNER

- **Salade de lentilles à l'orange**
- Aubergines cuites à la vapeur + 1 c. à c. d'huile d'olive
- 1 yaourt au soja nature + 50 g de framboises (décongelées, si besoin)

Poulet sauté aux asperges (pour 2 personnes)

Pelez et émincez 2 échalotes. Pelez et coupez en tronçons de 5 cm ½ botte d'asperges vertes. Détaillez 2 escalopes de poulet en lamelles. Faites chauffer 1 c. à s. d'huile d'olive dans une poêle et faites fondre les échalotes à feu doux pendant 5 min. Ajoutez les asperges et poursuivez la cuisson 5 min, puis ajoutez le poulet et continuez la cuisson 10 min. Salez et ciselez 4 brins de coriandre, saupoudrez sur le plat et servez.

Salade de lentilles à l'orange (pour 2 personnes)

Rincez 250 g de lentilles vertes en conserve. Pelez et hachez 1 échalote. Pelez 2 oranges et coupez-les à vif. Mélangez les ingrédients, puis ajoutez 1 c. à s. de vinaigre balsamique et 1 c. à s. d'huile d'olive. Salez et servez bien frais.

Bilan de la 1re semaine

Déjà une semaine passée depuis le 1er jour de votre détox. Vous devez déjà en ressentir les premiers bienfaits (sommeil, poids, digestion…). Notez-les ici pour vous motiver :

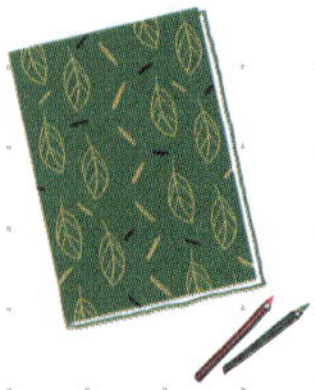

....

....

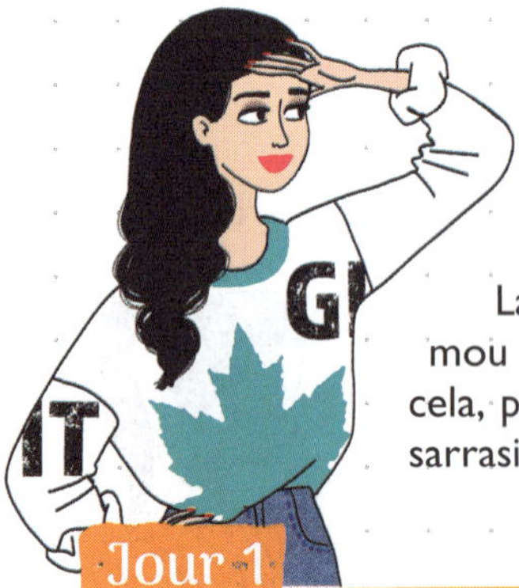

2e semaine

La 2e semaine d'une détox est parfois un peu plus hard : le coup de mou peut se faire sentir, et les craquages sont possibles ! Pour éviter cela, pensez à consommer à chaque repas un peu de céréales (quinoa, riz, sarrasin…) ou de pain complet. Restez bien concentrée sur vos objectifs !

Jour 1

DÉJEUNER

- 150 g de salade de riz, tomate, concombre + 1 portion de vinaigrette légère
- 100-120 g de filet de lieu noir cuit au court-bouillon
- **Purée de carottes au curcuma**
- 1 poire

DÎNER

- 1 œuf coque + 50 g de mouillettes de pain complet
- Salade de jeunes pousses d'épinards + 1 portion de vinaigrette légère
- 100 g de fromage blanc de brebis nature

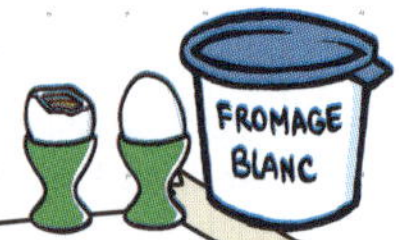

Purée de carottes au curcuma (pour 2 personnes)

Pelez et coupez en morceaux 500 g de carottes, puis faites-les cuire à l'eau bouillante salée pendant 20 à 25 min puis égouttez. Mixez les carottes avec 1 c. à c. de curcuma en poudre, 2 bonnes pincées de sel et 100 g d'amande cuisine ou d'avoine cuisine.

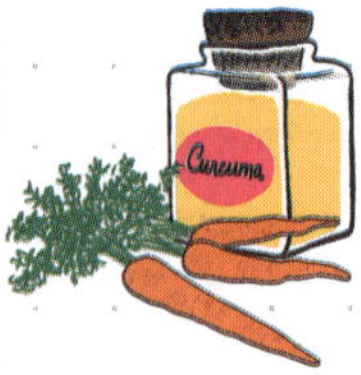

Ces menus détox sont volontairement dépourvus de lait de vache, ce dernier étant plus difficile à digérer. Privilégiez les laitages de brebis ou de chèvre et les yaourts de soja à la place !

Jour 2

DÉJEUNER

- 1 cuisse de poulet sans peau
- Choux de Bruxelles cuits à la vapeur
- 150 g de patate douce cuite au four + 1 c. à s. d'huile d'olive
- ¼ d'ananas

DÎNER

- ½ pomelo
- **Salade de sarrasin aux framboises** + 1 à 2 portions de vinaigrette légère
- 1 yaourt au soja nature + cannelle en poudre

Salade de sarrasin aux framboises (pour 2 personnes)

Faites cuire 75 g de sarrasin en grains à l'eau bouillante salée pendant 15 min, puis égouttez. Épluchez et hachez ½ oignon rouge. Pelez et coupez en morceaux ½ concombre et ½ avocat. Lavez et coupez en deux 150 g de tomates cerise. Mélangez tous les ingrédients et ajoutez 100 g de framboises fraîches. Servez bien frais.

Le sarrasin est une pseudocéréale sans gluten, riche en prébiotiques qui renforcent la flore intestinale. Il est idéal pendant votre détox !

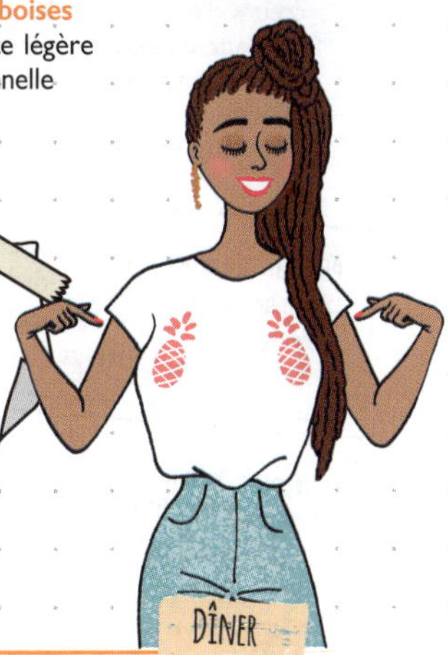

Jour 3

DÉJEUNER

- **Filet mignon de porc aux pruneaux**
- 150 g de semoule complète
- 1 yaourt de chèvre nature

DÎNER

- 1 tranche de jambon de volaille
- Endives braisées avec 1 c. à s. d'huile d'olive
- 1 faisselle de chèvre nature
- 1 tranche de pain complet au levain

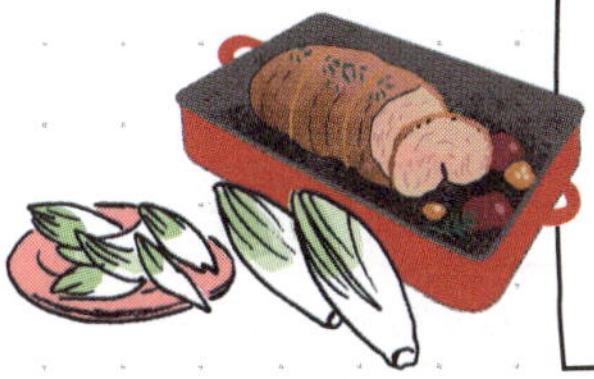

Filet mignon de porc aux pruneaux (pour 2 personnes)

Découpez 1 grande feuille de papier sulfurisé et placez-y au centre un petit filet mignon de porc ou la moitié d'un gros (pensez à ôter le gras visible, si besoin). Salez, poivrez et saupoudrez de thym. Pelez et émincez 1 oignon. Lavez et coupez en rondelles 1 tomate. Mettez les légumes sur le filet mignon, ajoutez également 4 pruneaux dénoyautés et arrosez avec 1 c. à s. d'huile d'olive. Fermez la papillote et placez dans un plat allant au four. Faites cuire à 180° C pendant environ 45 min (vérifiez la cuisson à l'aide d'un couteau).

Jour 4

DÉJEUNER

- 100 g de filet de maquereau au cuit-vapeur
- Salsifis ou bien courgettes vapeur + 1 c. à s. d'huile d'olive
- 100 g de quinoa
- ¼ d'ananas

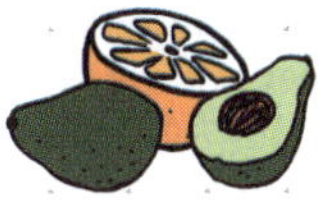

DÎNER

- **Tartare d'avocat, pamplemousse, crabe**
- Bol de légumes vapeur + 100 g de quinoa
- 1 compote sans sucre

Tartare d'avocat, crabe, pamplemousse (pour 2 personnes)

Égouttez bien une boîte de miettes de crabe. Mélangez 1 petit-suisse nature avec ½ c. à c. de moutarde, puis mélangez au crabe. Pelez et coupez 1 avocat bien mûr en petits cubes, puis ajoutez du jus de citron pour éviter qu'il ne noircisse. Pelez 1 pamplemousse à vif et coupez-le en quartiers. À l'aide d'un cercle à pâtisserie de 8 cm de diamètre environ, formez les tartares en disposant d'abord l'avocat, puis le crabe et enfin le pamplemousse

Jour 5

DÉJEUNER

- Salade d'asperges vertes, champignons frais émincés, cœurs d'artichauts, 100 g de foies de volaille (ou bien de blanc de poulet coupé en morceaux si vous n'aimez pas les abats) + 2 portions de vinaigrette légère
- Orange
- 1 tranche de pain complet au levain

DÎNER

- **Soupe au chou** + croûtons de pain complet et 50 g d'allumettes de bacon grillé
- 1 compote sans sucre

Pour un déjeuner veggie, remplacez la viande par 100 g de pois chiches, de lentilles ou par 50 g de tofu aux herbes coupé en morceaux.

Préparez davantage de soupe que nécessaire, vous la finirez le lendemain.

Soupe au chou (pour 4 personnes)

Lavez ½ chou vert, coupez-le en morceaux et faites-le blanchir pendant 5 min, puis égouttez. Pelez et coupez en rondelles 2 carottes. Lavez et coupez en morceaux 1 branche de céleri et 1 oignon. Mettez tous les légumes dans une cocotte et couvrez d'eau. Salez, poivrez et laissez cuire pendant 30 min. Mixez et servez.

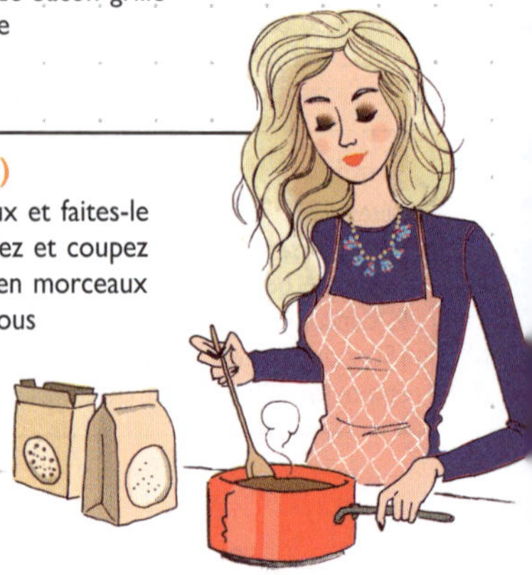

Jour 6

DÉJEUNER

- 100 g de steak haché à 5 % de MG grillé
- Haricots verts vapeur + 1 c. à s. d'huile d'olive
- 1 pomme
- 1 tranche de pain complet au levain

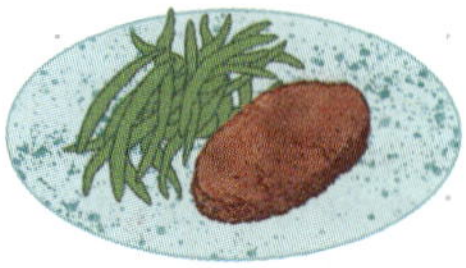

DÎNER

- Soupe aux choux (restes de la veille) + 20 à 30 g vermicelles (poids sec)
- 1 yaourt de brebis nature + 100 g de fraises en morceaux

Si ce n'est pas la saison des fraises, prenez des fruits rouges décongelés.

Jour 7

DÉJEUNER

- **Moules au curry**
- Poireaux vapeur + 100 g de riz basmati semi-complet
- ½ mangue

DÎNER

- Salade de carottes et radis noir râpés, ½ avocat coupé en lamelles + 1 portion de vinaigrette légère
- 1 œuf mollet (cuisson à l'eau bouillante pendant 4 min)
- 1 compote sans sucre
- 1 tranche de pain complet au levain

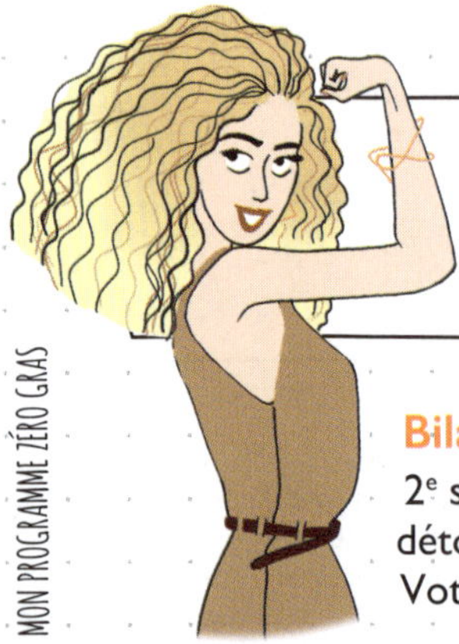

Moules au curry (pour 2 personnes)

Pelez et émincez 1 échalote, puis faites-la revenir à feu moyen avec 1 c. à s. d'huile d'olive. Ajoutez 300 g de moules décongelées et 150 g de champignons de Paris émincés. Salez, poivrez et laissez cuire à feu moyen pendant 5 min en mélangeant. Ajoutez ensuite 4 c. à s. de crème de soja, mélangez et servez.

Bilan de la 2e semaine

2e semaine terminée ! Encore un effort et vous serez au bout de votre détox. Pensez au sommeil de bébé qui vous attend et aux kilos dégommés… Votre peau plus lisse vous dit aussi merci !

3ᵉ semaine

Jour 1

DÉJEUNER

- **Buddha bowl végétarien**
- 1 pomme

> Ayez la main légère sur le sel, dont l'excès favorise la rétention d'eau !

DÎNER

- Salade de riz semi-complet (100 g cuit), cœurs de palmiers, 2 sardines au citron coupées en morceaux, 1 c. à s. de graines de courge + 2 portions de vinaigrette légère
- 1 yaourt de brebis nature + 100 g de morceaux de fraises ou de kiwis

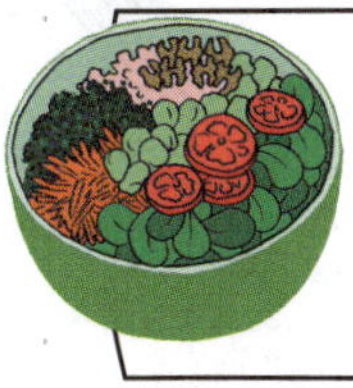

Buddha bowl végétarien (pour 2 personnes)

Mettez au fond de 2 gros bols (ou de 2 assiettes creuses) un peu de mâche. Disposez par-dessus et côte à côte en belles rangées distinctes quelques tomates cocktail coupées en 4, des lamelles d'avocat (½ avocat par bol), des radis émincés, du riz basmati semi-complet (100 g cuit par bol) et du tofu aux herbes coupé en morceaux (50 à 75 g par bol). Arrosez de vinaigrette légère (2 portions par bol) et décorez de graines de courge (1 c. à c. par bol).

Jour 2

DÉJEUNER

- 100 g d'escalope de veau grillé
- Épinards sautés avec 1 c. à c. d'huile d'olive
- 150 g de patate douce cuite à la vapeur
- 1 poire

DÎNER

- **Velouté de poireaux**
- 1 tranche de rôti de porc froid
- Salade de jeunes pousses d'épinards + 1 portion de vinaigrette légère
- 1 compote sans sucre
- 1 tranche de pain complet au levain

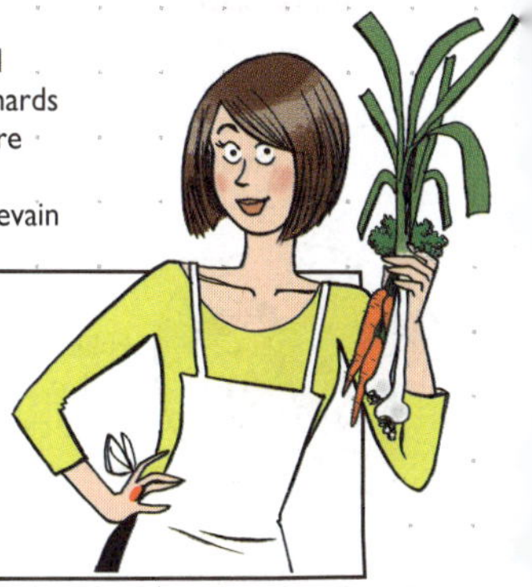

Velouté de poireaux (pour 2 personnes)

Lavez et coupez en tronçons 2 poireaux (ôtez la partie verte trop fibreuse) et 1 branche de céleri. Pelez et coupez 1 carotte en rondelles. Pelez et coupez grossièrement 1 oignon. Faites revenir tous les légumes dans une cocotte avec 1 c. à s. d'huile d'olive pendant 5 min à feu doux, puis couvrez d'eau et laissez cuire pendant 25 à 30 min. Salez légèrement, poivrez et mixez.

Jour 3

DÉJEUNER

- ½ pomelo
- **Cocotte de petits pois au jambon**
- 1 fromage blanc de brebis nature

DÎNER

- Soupe détox (voir recette p. 55)
- Salade de mâche aux noix de Saint-Jacques poêlées (100 g environ) + 1 portion de vinaigrette légère
- 1 compote sans sucre
- 1 tranche de pain complet au levain

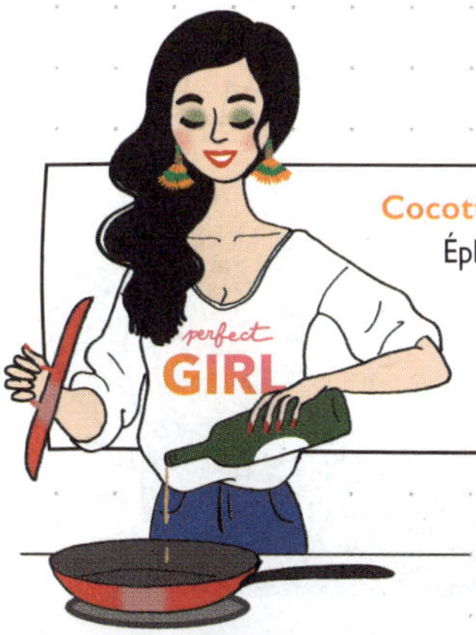

Cocotte de petits pois au jambon (pour 2 personnes)

Épluchez et émincez 1 oignon, puis faites-le revenir dans une cocotte avec 1 c. à s. d'huile d'olive. Ajoutez 300 g de petits pois précuits à la vapeur (surgelés) et quelques feuilles de salade verte. Salez, poivrez et saupoudrez d'herbes de Provence. Laissez cuire pendant 15 minutes, puis ajoutez 150 g de dés de jambon. Laissez chauffer 2 min et servez.

Jour 4

DÉJEUNER

- Concombre, sauce yaourt et menthe
- 100 g d'aiguillettes de canard grillé + moutarde
- 150 g de flageolets ou bien de pois chiches
- 2 kiwis

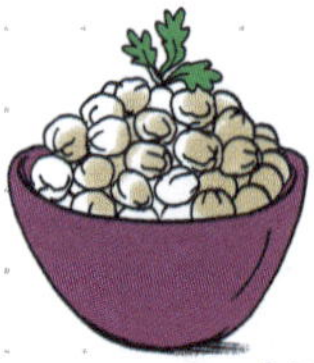

Sauce yaourt (pour 2 personnes)

Mélangez ½ yaourt (de brebis ou de soja) avec ½ c. à c. de moutarde. Salez, poivrez puis ajoutez 1 c. à c. de citron. Aromatisez avec les herbes de votre choix (ciboulette, menthe…).

Pour un déjeuner veggie, remplacez la viande par 3 c. à s. de légumes cuits (aubergines, poivrons…) et 3 c. à s. de céréales (riz, quinoa, boulgour…).

DÎNER

- Salade de pois chiches au cumin + 1 portion de vinaigrette légère
- 100 g de filet de cabillaud au cuit-vapeur ou 1 œuf dur
- Poêlée d'asperges
- 1 yaourt au soja nature + cannelle en poudre

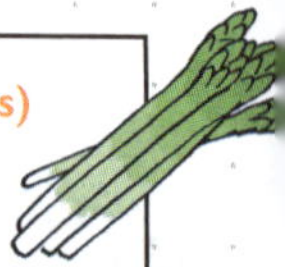

Poêlée d'asperges (pour 2 personnes)

Pelez et hachez 1 gousse d'ail. Faites cuire 300 g d'asperges vertes surgelées à l'eau bouillante pendant 6 à 7 minutes (sans décongélation). Faites chauffer 1 c. à s. d'huile d'olive dans une poêle et ajoutez l'ail. Laissez cuire pendant 2 à 3 minutes à feu doux, puis ajoutez les asperges. Salez et poursuivez la cuisson pendant 2 à 3 minutes en surveillant.

Jour 5

DÉJEUNER

- 50 g de carpaccio de bœuf
- Salade de haricots verts, tomate, oignon blanc + 1 portion de vinaigrette légère
- 1 yaourt au lait de chèvre nature + 2 c. à s. de fruits rouges décongelés

DÎNER

- Salade de chou rouge + 1 portion de vinaigrette
- 150 g de pâtes de lentilles corail (ou de pâtes de lentilles) + poêlée de légumes
- Salade d'agrumes

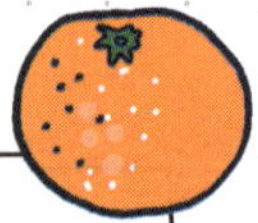

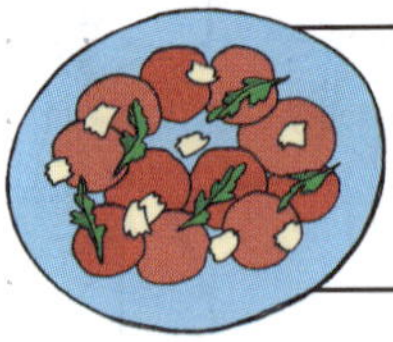

Salade d'agrumes (pour 2 personnes)

Épluchez à vif 1 orange, 1 clémentine et 1 pomelo. Détaillez en tranches et ajoutez 1 c. à c. de miel et 1 c. à s. de jus de citron. Décorez de menthe ciselée et entreposez au frais pendant 1 heure au moins avant de servir.

Jour 6

DÉJEUNER

- 100 g d'escalope de poulet grillée
- Poêlée de poivrons
- 100 g de quinoa
- 100 g de raisin noir

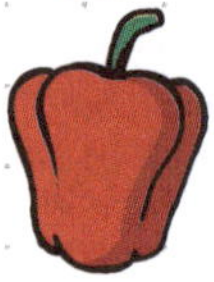

DÎNER

- 1 œuf coque + 50 g de mouillettes de pain complet au levain
- Fenouil braisé à la poêle
- 1 faisselle de chèvre nature + 1 c. à c. de miel

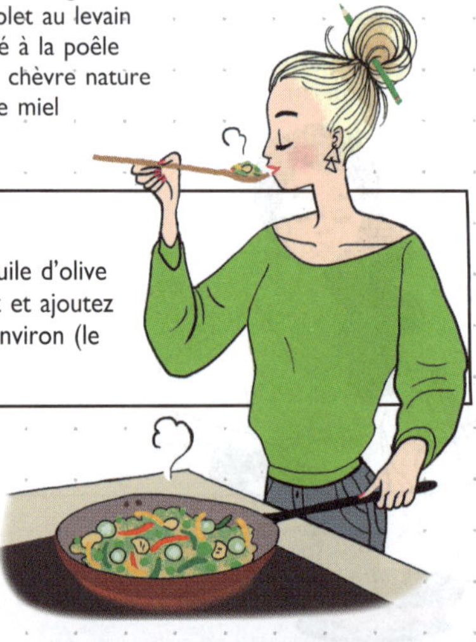

Poêlée de poivrons (pour 2 personnes)

Lavez et émincez 2 poivrons après avoir ôté les graines. Mettez 1 c. à s. d'huile d'olive dans une poêle antiadhésive et ajoutez les lamelles de poivron. Salez, poivrez et ajoutez 2 à 3 c. à s. d'eau puis couvrez et laissez cuire à feu doux pendant 30 min environ (le poivron doit être bien fondant).

Jour 7

DÉJEUNER

- 120 à 130 g de filet de truite au four
- Clafoutis de courgettes
- ¼ d'ananas
- 1 tranche de pain complet au levain

DÎNER

- Salade de quinoa, tomate cerise, radis noir râpé + 1 portion de vinaigrette
- Restes de clafoutis de courgettes du déjeuner
- 1 yaourt au soja nature

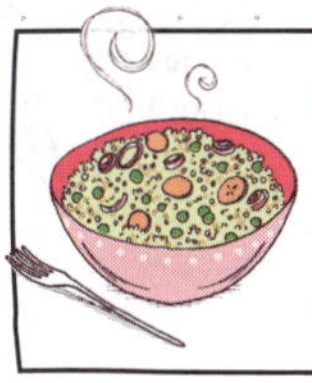

Clafoutis de courgettes (pour 4 personnes)

Pelez et coupez en petits cubes 500 g de courgettes, puis faites-les cuire à la vapeur. Mettez les courgettes dans un plat antiadhésif allant au four. Ajoutez 100 g de tomates séchées coupées en morceaux. Battez 4 œufs en omelette, puis ajoutez 25 cl de lait d'avoine. Salez et poivrez, et versez ce mélange sur les courgettes. Faites cuire au four à 180° C pendant 45 min à 1 h.

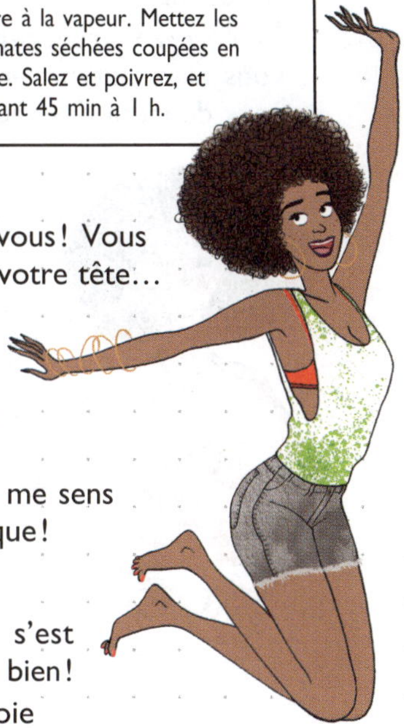

Bilan de la 3e semaine

Vos 3 semaines de détox low-fat sont terminées ! Soyez fière de vous ! Vous avez certainement noté des changements dans votre corps et dans votre tête… Notez ci-dessous tous les effets de cette détox :

Mon niveau de stress :

- ☐ je me sens plus apaisée
- ☐ encore un peu d'anxiété, mais c'est beaucoup mieux

Ma peau :

- ☐ plus nette et plus lisse
- ☐ encore quelques petits boutons qui résistent

Mon sommeil :

- ☐ je dors comme un bébé
- ☐ moins agité et je me sens déjà plus énergique !

Ma digestion :

- ☐ mon ventre ne s'est jamais senti aussi bien !
- ☐ c'est en bonne voie

Si vous souhaitez continuer à vous affiner, poursuivez avec les menus minceur zéro gras (voir p. 69). Si votre objectif est maintenant de stabiliser et d'apprendre à mieux équilibrer vos apports en graisses, suivez les menus équilibre zéro gras (voir p. 84).

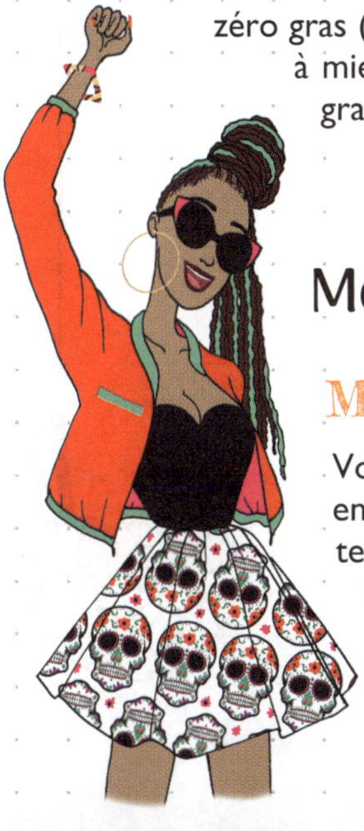

Mon objectif ? La minceur !

Mon plan d'action

Votre objectif est clair : vous voulez vous alléger de quelques kilos et entrer dans cette jolie petite robe que vous avez repérée il y a quelques temps dans votre magasin fétiche ! Vous devez donc absolument réduire les graisses dans votre alimentation et adopter un plan d'actions spécifiquement étudié pour atteindre votre objectif.

4 clés pour réussir

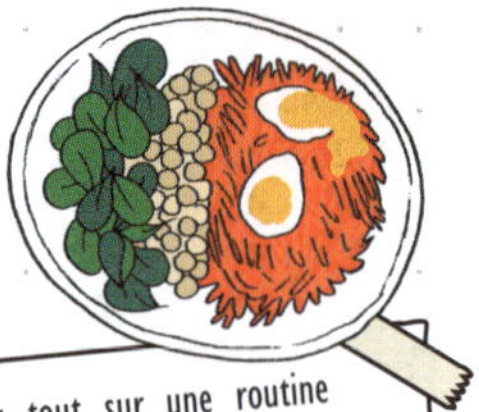

- Limitez les aliments industriels transformés dont vous abusez.
- Trouvez une bonne organisation pour cuisiner davantage et adoptez des astuces pour des repas «vite fait, bien fait» (voir ci-dessous).
- Maîtrisez davantage vos fringales : veillez à bien structurer vos repas (voir p. 64) et misez sur les aliments rassasiants.
- Renforcez votre motivation : focalisez-vous sur ce que vous allez obtenir en éliminant les kilos en trop, ça vous donnera des ailes !

En bonus : misez tout sur une routine cardio qui va booster l'effet minceur de votre programme ! (Voir p. 66)

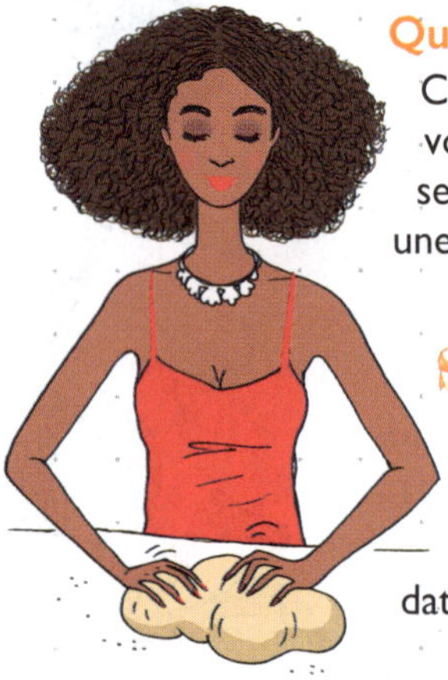

Quand et combien de temps?

Ce programme minceur peut être suivi jusqu'à ce que vous ayez atteint votre poids de forme, cela peut prendre 3 semaines, ou davantage, selon vos objectifs ! Vous pouvez également suivre ce programme après une phase de détox.

Stop aux aliments transformés !

Pour chaque catégorie d'aliments, vous devez trouver la bonne alternative saine. Cela passe par une modification complète de vos menus : avec une bonne organisation et en suivant les recommandations ci-dessous, vous allez y arriver sans problème !

JE REMPLACE...	PAR...
La pizza surgelée	Une pizza faite maison (pâte à pizza simple + coulis de tomates + jambon + 20 à 30 g de fromage par personne) (voir recette p. 74)
La quiche industrielle	Un clafoutis de légumes maison (voir recette p. 61)
La pâte à tartiner industrielle	Une pâte à tartiner maison légère (voir recette p. 65)
Les biscuits au chocolat ou le pain au chocolat	Du pain de campagne au levain + 2 carrés de chocolat noir à 70 % de cacao
Les chips de l'apéro	Des bâtonnets de légumes + une sauce au fromage blanc et fines herbes
La salade piémontaise du traiteur	Une «salade d'assemblage» réalisée en un clin d'œil (pommes de terre cuites sous vide + tomates + œufs durs + sauce au fromage blanc)

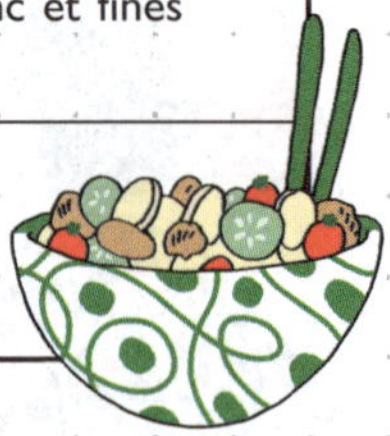

Faites simple, sain et rapide!

Ne cherchez pas à faire des plats compliqués, pensez plutôt à la cuisine «d'assemblage», associez des aliments «bruts» (non cuisinés) et rapides à cuisiner qui se complètent pour former une assiette équilibrée : œufs, escalopes de volaille, filets de poisson, crudités déjà lavées en sachet, purée de légumes nature surgelées, bols de légumes vapeur, semoule de couscous complète, quinoa précuit...

Je modère ma consommation d'aliments naturellement gras

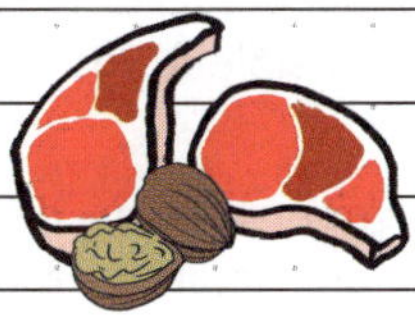

ALIMENTS GRAS	QUANTITÉ ET FRÉQUENCE DE CONSOMMATION
Fromages	30 g par jour
Viandes	Choisissez les viandes maigres et ôtez le gras visible
Charcuterie grasse	À réserver pour le *cheat meal*
Oléagineux	20 g max par jour
Huiles végétales	1 c. à s. max par repas
Beurre	10 g pour le petit déjeuner

Et le sucre dans tout ça?
Bien sûr, vous devez aussi contrôler votre consommation de sucres : privilégiez les laitages nature, les boissons sans sucre ajouté et évitez les confiseries. En évitant bien les produits industriels, votre consommation de sucre va automatiquement baisser.

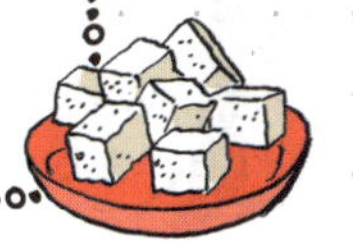

Je m'organise!

Changer ses habitudes alimentaires passe par une meilleure organisation : réfléchir à ses menus à l'avance (au moins la veille) et, dans l'idéal, pour plusieurs jours consécutifs. Pour vous aider, inspirez-vous des menus proposés dans les pages qui suivent!

Pour tenir facilement vos objectifs, ouvrez votre agenda et vérifiez que les repas prévus correspondent à votre emploi du temps : prévoyez par exemple un menu qui demande davantage de préparation le week-end ou les jours de semaine où vous rentrez suffisamment tôt pour cuisiner, et des menus express les jours où vous allez rentrer tard. C'est une question de logique, mais bien souvent, par manque d'anticipation, les menus sains initialement prévus se transforment en plat de pâtes ou en pizza surgelée...

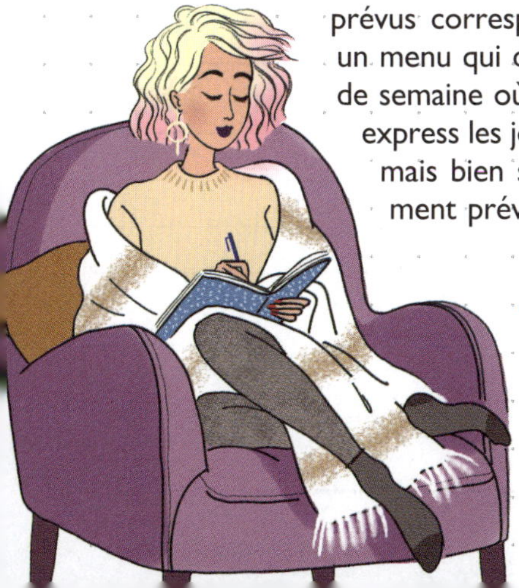

Je maîtrise mes fringales!

Vous allez certainement connaître des accès de fringales, surtout au début de votre programme. Pour mieux maîtriser votre faim, pensez à bien structurer vos repas.

Une assiette complète

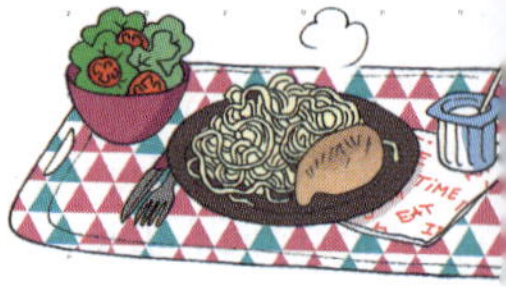

- Protéines animales (viande maigre, poisson ou œufs) ou végétales (tofu, lentilles, pois chiches…)
- Légumes crus et/ou cuits
- Céréales riches en fibres (riz semi-complet, semoule complète…) ou pain complet

Plus vos repas seront structurés et complets, mieux vous serez rassasiée durablement.

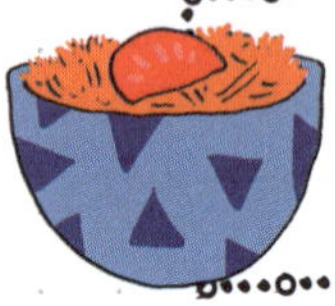

Et les coupe-faim en gélules?
Certains coupe-faim peuvent être utiles : ceux qui sont à base de konjac ou de pectines de fruits. Prenez-en 15 min avant le repas, avec un grand verre d'eau, cela vous aidera à maîtriser les quantités.

L'astuce coupe-faim : les fibres

Pensez aux fibres (surtout solubles) qui donnent un effet coupe-faim : la pomme, la carotte, l'avoine, l'orge, l'agar agar (dans des recettes de desserts)… Intégrez-les le plus souvent possible à vos menus!

Vous avez un petit creux?

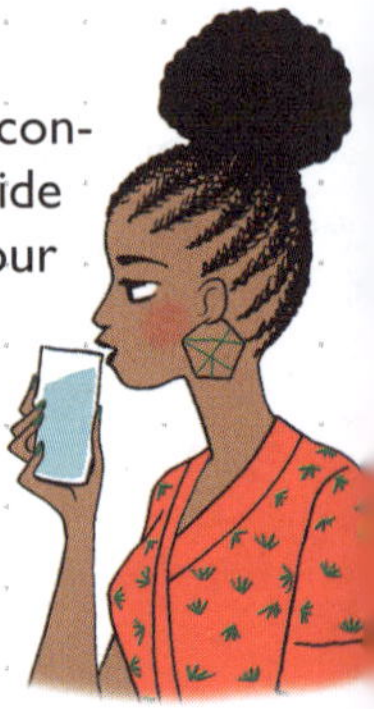

N'essayez pas de lutter : c'est la porte ouverte au grignotage et au dérapage incontrôlé! Commencez par boire un grand verre d'eau ou une tasse de thé : le liquide va entraîner une sensation de ventre plein. Et si vous avez vraiment faim, optez pour une collation saine (voir p. 66).

Je renforce ma motivation

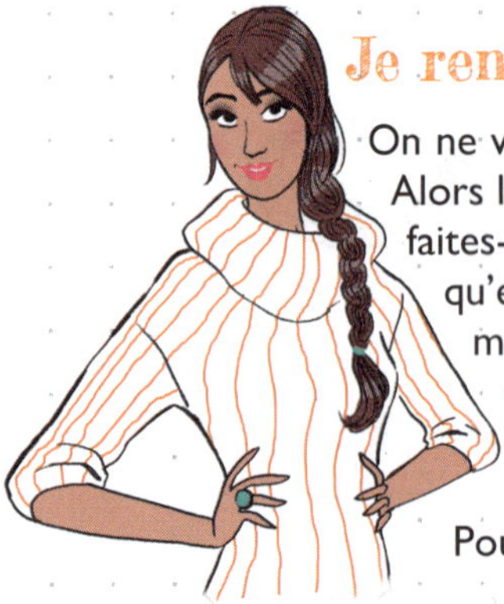

On ne vous le cache pas : il y a des jours plus difficiles que d'autres… Alors les jours «sans», accrochez-vous à vos motivations : pourquoi faites-vous tous ces efforts? Pour perdre du poids, certes, mais qu'est-ce que cette perte de poids va vous apporter concrètement? Est-ce que cela va vous permettre de vous habiller comme vous voulez? De renforcer votre estime personnelle et d'avoir davantage confiance en vous? De vous sentir plus légère dans votre corps et vos mouvements, quand vous dansez, par exemple?

Pour rester motivée et ne pas craquer, faites un suivi de vos objectifs et de vos efforts. Par exemple, cochez les jours où votre objectif est atteint…

Semaine du……. au……..

Objectifs	Lundi	Mardi	Mercredi	Jeudi	Vendredi	Samedi	Dimanche
30 g de fromage max							
Pas de pâte à tartiner							
Remplacer chips par crudités							
…………………………………………							
…………………………………………							
…………………………………………							

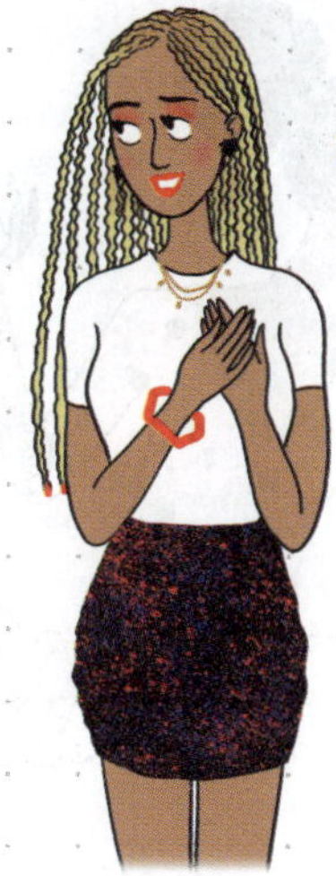

Vous sentez que votre motivation se relâche ?

- Focalisez-vous toujours sur vos réussites (mettez-les en fluo). Il y a des petits échecs ? Acceptez-les… Vous ferez mieux la semaine prochaine !
- Gâtez-vous dès que vous avez franchi une étape importante (1er kilo dégommé, objectifs de la semaine atteints à 100 %…) : offrez-vous une manucure, un joli foulard de sac…

Idées de petits déjeuners et de snacks

Mes petits déjeuners minceur low fat

Pour vous sentir bien rassasiée, structurez correctement votre petit déjeuner. Cela permet aussi de réduire les envies de grignoter dans la journée ! Prenez :

- une boisson sans sucre pour vous hydrater (thé, café, maté, eau) ;
- un produit céréalier (pain ou biscottes, muesli sans sucre…) avec 10 g de beurre (ou 20 g de purée d'oléagineux) ;
- un produit protéiné : yaourt nature, fromage blanc, verre de lait, 1 tranche de jambon, 1 œuf ;
- en option : 1 fruit frais (vous pouvez le garder pour une collation dans la matinée).

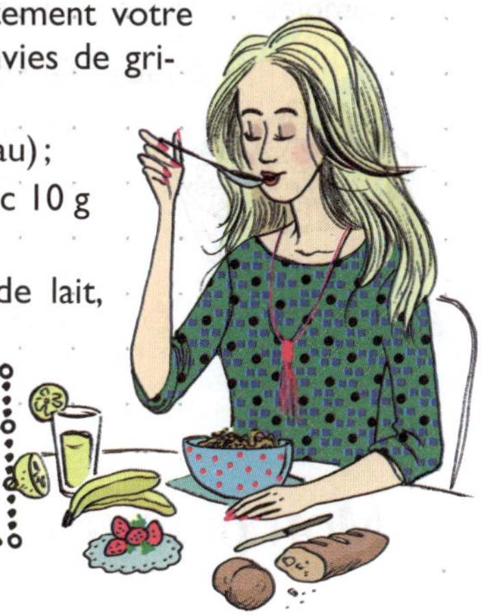

> Si vous remplacez 10 g de beurre par 20 g de purée d'oléagineux au petit déjeuner, vous réalisez une équivalence, vous n'empiétez donc pas sur votre quota journalier d'oléagineux et vous pouvez consommer 20 g d'amandes au goûter.

Quelques petits déjeuners minceur

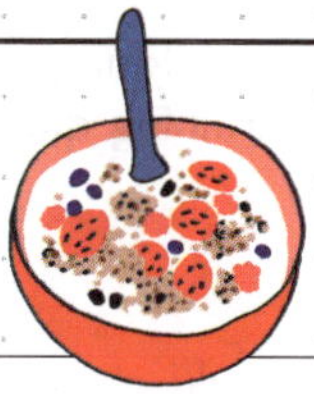

Thé vert 30 g de muesli sans sucre + 1 fromage blanc nature + 1 poignée de fruits rouges décongelés	1 tasse de lait + cacao sans sucre et plus ou moins 1 petite c. à c. de sucre de coco 2 tranches de pain de campagne + 2 c. à c. de pâte à tartiner maison légère au chocolat (voir recette ci-dessous)
Café noir 50 g de pain de campagne + 10 g de beurre 1 tranche de jambon blanc ou 1 œuf dur	Thé citron 4 biscottes complètes + 40 g de fromage de chèvre à tartiner

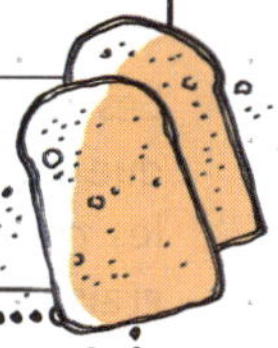

Pâte à tartiner maison légère

Faites fondre au four à micro-ondes 60 g de chocolat noir à 70 % de cacao avec 100 g de lait concentré non sucré ou de crème de soja. Mélangez bien, puis ajoutez 50 g de purée de noisettes sans sucre ajouté (qu'on trouve facilement en magasin bio) et 50 g de sirop d'agave. Mélangez à nouveau et entreposez au réfrigérateur pendant 1 heure minimum. Cette pâte à tartiner se conserve 10 jours au frais.

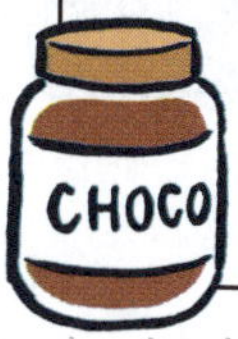

Et si je n'ai pas faim le matin ?

Préparez alors une collation saine à emporter (que vous consommerez dans l'idéal avant 9 h 30, pour ne pas couper votre appétit au déjeuner). Si vous n'avez pas faim de la matinée, prenez une simple boisson (thé, infusion, verre d'eau). Bref, suivez vos besoins !

Mes snacks sains minceur

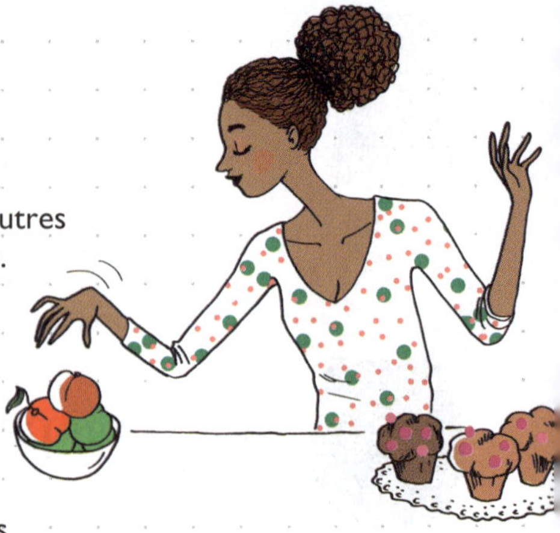

Prenez le temps de vous poser!

Un snack est un petit repas : prévoyez-le comme les autres repas et prenez le temps de le consommer, assise à table.

L'en-cas parfait

Composez votre snack d'un fruit (orange, pomme, pêche, compote, salade de fruits...) ou d'un laitage nature (fromage blanc de brebis, yaourt au soja...) et, si vous avez encore faim, ajoutez 1 petite dose de protéine (quelques amandes ou noisettes...) ou de glucides complets (tranche de pain complet par exemple).

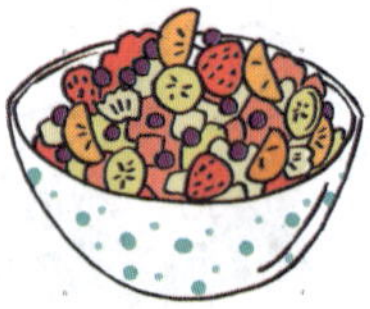

5 idées de snacks rassasiants

- 1 fromage blanc nature + 1 c. à s. de son d'avoine
- 1 pomme + 10 amandes
- 1 yaourt au soja nature + 1 compote sans sucre
- 1 poire + 10 g de chocolat noir
- 1 kiwi + 1 tranche type Wasa® tartinée avec 20 g de fromage frais

Mon plan d'action fitness minceur

Mon programme de cardio-training

Pour booster le déstockage des graisses de réserve et donc perdre poids tout en affinant sa silhouette, rien de tel que des exercices de cardio-training qui vont augmenter les dépenses énergétiques de votre corps...

Comment ça marche?

Les muscles qui travaillent consomment en priorité du glucose, présent dans le sang, ainsi que dans le foie et les muscles, sous forme de glycogène. Dans un deuxième temps, quand les réserves de glucose et de glycogène diminuent, l'organisme puise dans les graisses de réserve et les «brûle» pour fournir du carburant aux muscles : c'est la lipolyse. En puisant dans les réserves de graisses, vous perdez du poids et vous vous affinez! À vous le ventre plat et la taille fine!

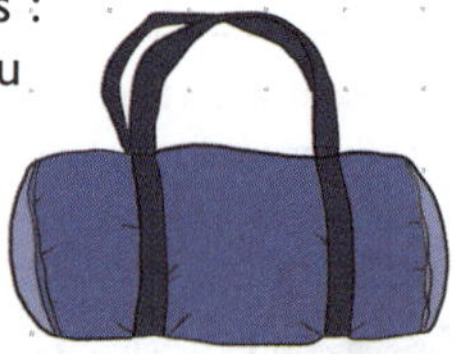

Mon circuit cardio minceur

5 min d'échauffement : petit trot, enrouler les épaules...
Genoux-poitrine : 20 fois de chaque côté + 30 sec de récupération (2 séries)

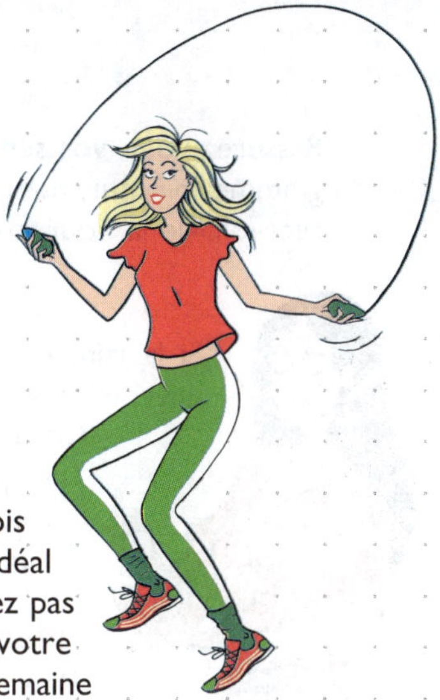

Talons-fesses : 3 min + 30 sec de récupération (2 séries)
Jumping-Jack (alternance de sauts en écartant les jambes et en joignant les mains au-dessus de la tête, et de sauts en rassemblant les jambes et en baissant les bras le long des cuisses) : 30 fois + 30 sec de récupération (2 séries)
Corde à sauter : 1 min + 30 sec de récupération (2 séries)
Course à votre rythme : 5 min

Pour ce circuit, vous avez besoin d'une tenue de sport (jogging ou short ou legging, tee-shirt, baskets) et d'une corde à sauter. Vous pouvez réaliser ce circuit en intérieur comme en extérieur.

Combien de temps ?

Dans tous les cas, réalisez au moins 2 fois ce circuit (30 min environ), et dans l'idéal 3 fois (45 min environ). Mais ne cherchez pas à forcer en intensité dès le début de votre séance, mieux vaut allonger la durée de semaine en semaine.

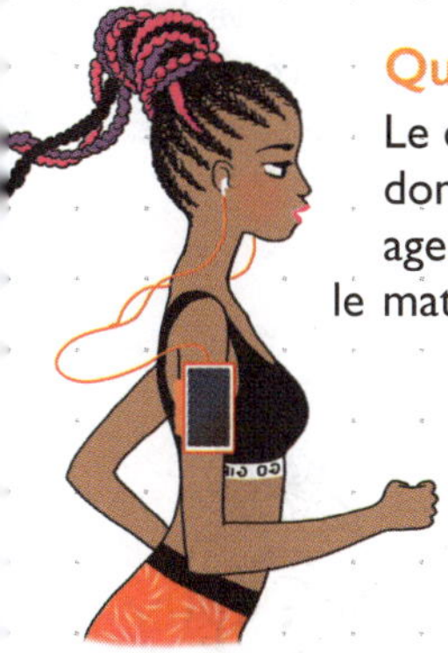

Quand et combien de fois par semaine ?

Le cardio-training est efficace sur la durée. Tout comme vos menus, vous devez donc prévoir vos séances de sport chaque semaine et les inscrire dans votre agenda, au même titre qu'un rendez-vous pro. Prévoyez 3 séances par semaine, le matin ou en fin de journée !

Préparez votre playlist

Pour rendre votre séance de sport agréable et ludique, et tenir sur la durée, rien de tel que la musique : rock, électro... peu importe le style, à partir du moment où il vous donne envie de bouger ! Prévoyez 1 heure de playlist pour être tranquille.

Mes solutions naturelles antifringales

Au début d'un programme minceur, on doit souvent faire face aux fringales, et celles-ci s'invitent parfois dès le 2e jour du programme ! C'est un mécanisme de défense de l'organisme qui réagit face à la réduction des apports énergétiques... dont on se passerait bien !

Du bon sens avant tout

Pour limiter les petits creux et vraies fringales, n'oubliez pas de bien structurer chaque repas (protéines + légumes + céréales) et de vous autoriser une collation si besoin : mieux vaut prendre une pomme et quelques amandes que résister, la faim au ventre, et finir par grignoter un morceau de fromage plusieurs fois par jour...

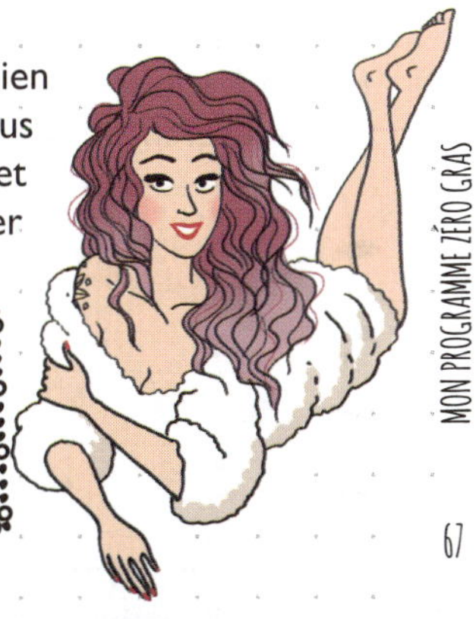

Parfois, la faim se passe plutôt dans la tête : qui n'a pas une envie irrépressible de manger un gâteau ou n'importe quel autre aliment fat et sucré ? Et c'est bien le souci... Nos envies peuvent devenir de véritables obsessions, souvent déclenchées par trop d'interdits et de frustrations. Pour les éviter, autorisez-vous un petit plaisir régulièrement (un petit carré de chocolat noir, un morceau de fromage par jour, un *cheat meal* par semaine).

Rassurez-vous, vos sensations de faim vont se calmer au bout de quelques jours de ce programme minceur, puisque votre alimentation est bien équilibrée : votre estomac s'habitue à recevoir de la nourriture régulièrement et votre cerveau se met au diapason!

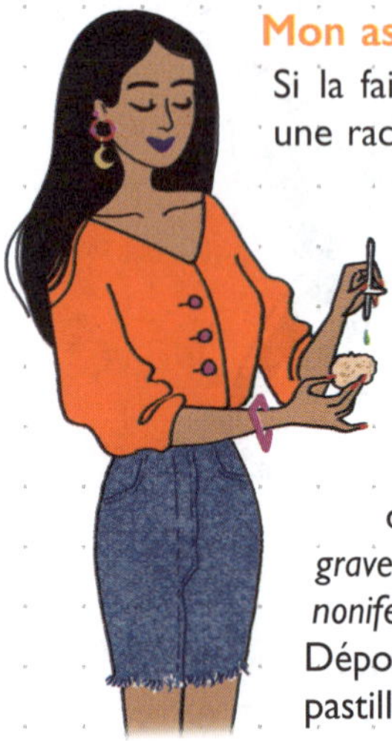

Mon astuce phyto

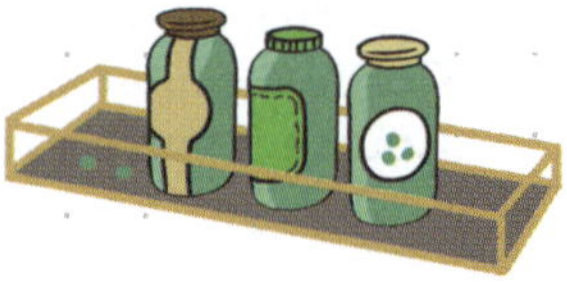

Si la faim est vraiment tenace, testez le konjac en gélules, une racine aux effets coupe-faim reconnus.

Comment faire? Pendant la première semaine du programme, prenez 2 gélules (de 500 mg à l'unité) avec un grand verre d'eau, 30 min avant chaque repas. Si la faim est encore présente la semaine suivante, poursuivez 7 jours de plus.

Mon aroma antifringale

Pour calmer vos fringales, testez cette recette à base d'huiles essentielles : dans un flacon, mettez 20 gouttes d'HE de Géranium Rosat (*Pelargonium graveolens*), 20 gouttes d'HE de Romarin à verbénone (*Rosmarinus officinalis verbenoniferum*), 20 gouttes d'HE de Citron (*Citrus limon*) et 40 ml d'huile végétale. Déposez 2 gouttes de ce mélange sur 1 boulette de mie de pain ou sur une pastille neutre et avalez, au maximum 4 fois par jour.

Objectif motivation!

Votre point faible : tenir sur la durée...

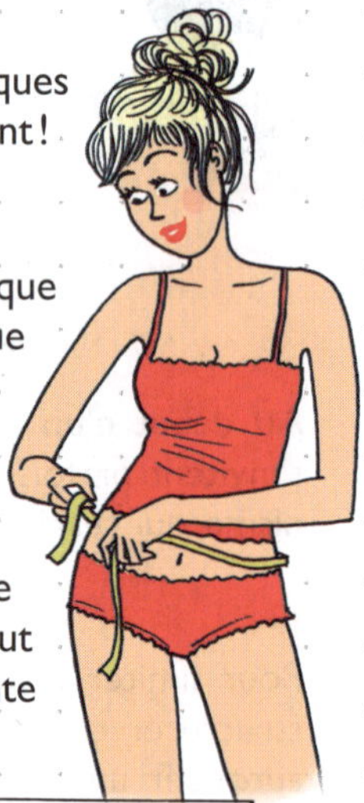

Vous avez déjà entamé des programmes minceur, mais, au bout de quelques semaines, vous craquez et finissez par abandonner purement et simplement!

Pour éviter de craquer...

Vous devez absolument focaliser votre attention sur vos victoires plutôt que sur vos défaites. Au cours d'un programme minceur, vous ne voyez que vos échecs (les petits craquages, la balance qui n'est pas toujours gentille avec vous...) et vous oubliez tout ce que vous avez réussi (vous mangez certainement plus de fruits et légumes, avez réduit le grignotage, buvez plus d'eau...). Vos kilos en trop ne se sont pas installés en 1 mois, ils ne vont pas repartir en 1 mois, laissez le temps à votre organisme de déstocker, et comprenez que la perte de poids n'est jamais linéaire (on peut perdre 1 kilo la première semaine, rien la 2e, 500 g la 3e...). Soyez confiante et persévérante! Yes, you can!

Pour vous motiver, notez ci-dessous tous vos progrès :

....

....

....

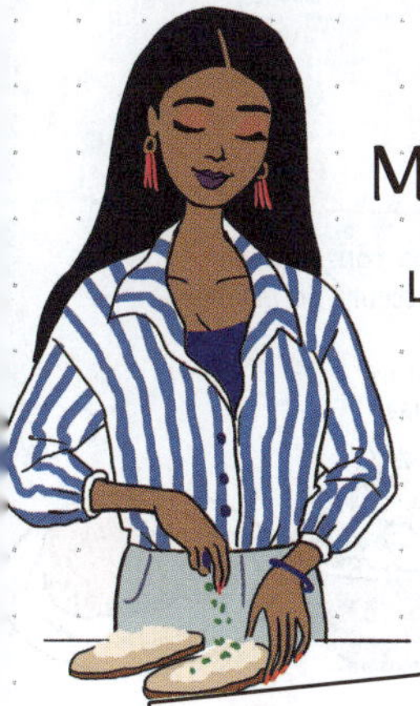

Mes menus faciles spécial minceur et low fat

Les menus proposés ci-après sont pauvres en graisses et rassasiants, pour vous aider à tenir le cap et ne pas craquer ! Tout est simple et rapide à préparer durant la semaine (jours 1 à 5) et un peu plus élaboré les jours 6 et 7 qui correspondent au week-end où vous avez un peu plus de temps pour cuisiner. Enjoy !

1re semaine

La première semaine, l'objectif est de bien structurer vos repas pour éviter les fringales et les risques de grignotage. Ne zappez pas les féculents ou le pain proposés dans les menus, sinon fringales en vue !

Vous ne mangez pas de viande ? Remplacez-la par du tofu, des œufs ou des légumineuses (pois chiches, haricots rouges…).

Jour 1

DÉJEUNER

- 100 g de steak haché à 5 % de MG au gril + moutarde
- Haricots verts (précuits, surgelés) + ½ c. à s. d'huile d'olive
- 150 g de quinoa cuit en sachet (rayon bio)
- 1 yaourt nature

DÎNER

- 1 œuf coque
- **Tambouille de légumes au boulgour**
- 2 petits-suisses nature + 2 c. à s. de framboises (fraîches ou décongelées)

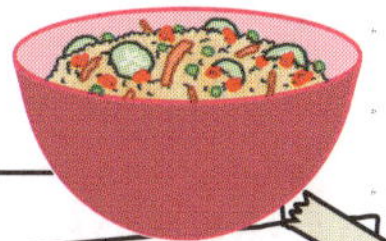

Tambouille de légumes au boulgour (pour 2 personnes)

Faites cuire 100 g de boulgour semi-complet ou complet à l'eau bouillante salée. Pendant ce temps, réchauffez au four à micro-ondes 400 g de poêlée de légumes surgelée (à la forestière ou à la méridionale, par exemple). Ajoutez 100 g de pulpe de tomates fraîches (en bocal) et 1 c. à c. de miel ou de sucre complet pour enlever l'acidité. Mélangez et servez avec le boulgour.

Préparez votre tambouille de légumes au boulgour en plus grande quantité que nécessaire, vous la finirez le lendemain.

Jour 2

DÉJEUNER

- Salade de riz semi-complet (150 g), thon au naturel (100 g), tomates cerise, champignons de Paris émincés + 1 portion de vinaigrette légère (voir recette p. 54)
- 1 fromage blanc nature
- 1 pomme

DÎNER

- 1 tranche de jambon blanc
- Reste de tambouille de légumes au boulgour de la veille
- 1 compote sans sucre

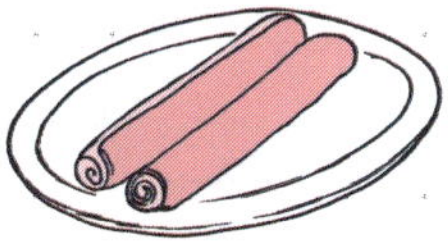

Jour 3

DÉJEUNER

- Salade de mâche, tomate, ½ avocat, 1 œuf dur + 3 noix décortiquées + 1 portion de vinaigrette légère
- 2 kiwis
- 2 tranches de pain complet

DÎNER

- 1 bol de soupe de légumes (en bouteille, rayon frais) + 20 g de vermicelles (poids cru)
- Salade d'endives + 25 g de roquefort + 1 c. à s. de levure de bière en paillettes + 1 portion de vinaigrette légère
- 1 compote sans sucre
- 1 tranche de pain complet

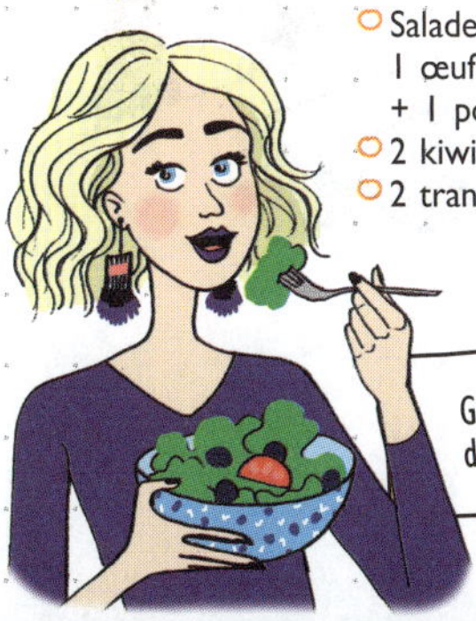

Grâce à leur texture dense, les œufs durs sont très rassasiants, pensez-y !

Pensez à vos menus végétariens au moins 3 fois par semaine !

Jour 4

DÉJEUNER

- 100 g d'escalope de veau poêlée
- 150 g de petits pois (précuits, surgelés) + ½ c. à s. d'huile d'olive
- 1 tranche de pain de campagne + 20 g de fromage de chèvre frais
- 1 orange

> N'ajoutez pas de vinaigrette à votre salade, utilisez plutôt la sauce moutarde du maquereau en conserve.

DÎNER

- Salade de pois chiches (100 g), oignon rouge émincé, 100 g de maquereau à la moutarde, cœurs de palmiers, mâche
- 100 g de fromage blanc de brebis nature + 2 c. à. s. de fruits rouges décongelés

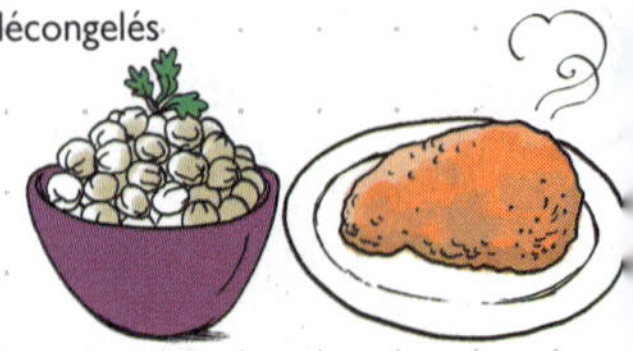

Jour 5

DÉJEUNER

- 1 tranche de rôti de porc froid
- Bol de légumes vapeur + 150 g de semoule complète + 1 c. à s. d'huile d'olive
- ¼ d'ananas

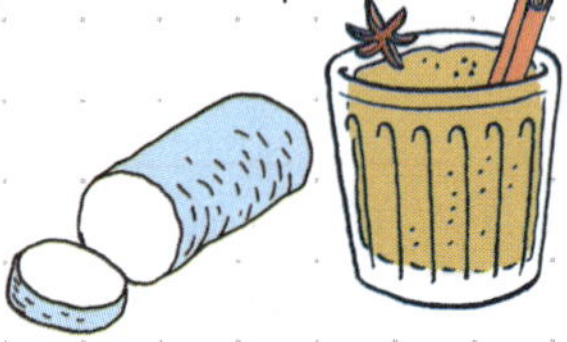

DÎNER

- 1 tranche de jambon de volaille
- Purée de céleri nature (surgelée) + 2 c. à s. de crème légère
- 30 g de fromage de chèvre
- 1 compote sans sucre ajouté
- 1 à 2 tranche de pain complet

Jour 6

DÉJEUNER

- Carottes râpées à l'orange
- 120 g de crevettes sautées à l'ail et persil
- 150 g de spaghettis semi-complets + 1 c. à c. d'huile d'olive + 1 c. à s. de parmesan râpé
- 1 pomme

> Préparez davantage de salade de fruits que nécessaire, vous la finirez le lendemain.

DÎNER

- Galette de blé noir (rayon frais, prête à cuire) garnie d'1 tranche de jambon blanc et de 20 g de fromage râpé (ou en version végé : garnie avec des épinards sautés et 40 g de chèvre frais)
- Salade de mâche + 1 portion de vinaigrette légère
- 1 ramequin de salade de fruits frais (pomme, poire, banane, kiwi)

Carottes râpées à l'orange (pour 2 personnes)

Râpez 2 belles carottes ou optez pour des carottes déjà râpées, non assaisonnées (en sachet). Ajoutez 1 filet de jus de citron et le jus d'½ orange. Salez puis ajoutez 1 c. à s. d'huile d'olive. Mélangez bien et laissez macérer au réfrigérateur pendant 1 heure minimum (faites-la à l'avance).

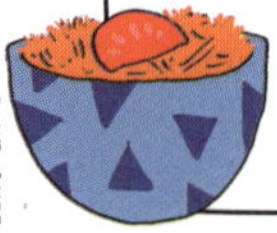

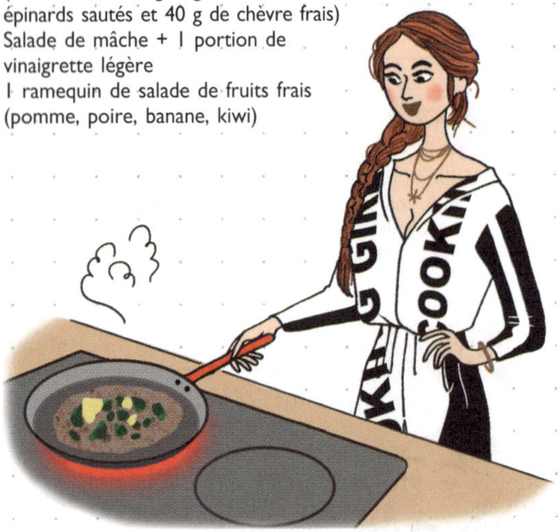

Jour 7

DÉJEUNER

- Salade de pommes de terre (sous vide : 150 g), concombre, tomate cerise + 1 portion de vinaigrette légère
- 1 cuisse de poulet rôti sans peau
- Épinards (surgelés en branches) sautés avec ½ c. à s. d'huile d'olive et 1 gousse d'ail haché
- 1 ramequin de salade de fruits frais

DÎNER

- **Soupe de légumes variés** + 2 c. à s. de flocons de pois chiches ou de céréales et 50 g de tofu fumé coupé en dés parsemés dessus
- 1 yaourt nature + 1 compote sans sucre + 1 c. à s. d'amandes concassées

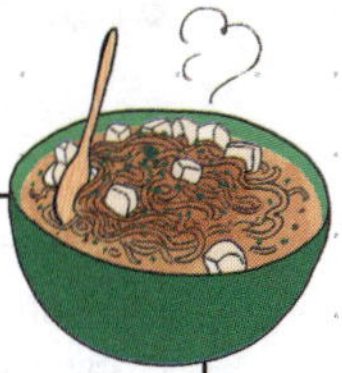

Ayez le réflexe congélation !
Préparez du potage en grande quantité, et congelez en portions individuelles (dans des sachets congélation, par exemple).

Soupe de légumes variés (pour 6 portions)

Faites cuire dans un autocuiseur 1 sachet de légumes surgelés pour potage dans 1 litre d'eau et 1 cube de bouillon de légumes bio, pendant 10 minutes après rotation de la soupape. Ajoutez 100 g de crème légère (15 % de MG max) ou de soja et mixez. Ajustez la quantité de sel et d'eau souhaitée et servez.
Variante : n'ajoutez pas de crème et ne mixez pas la soupe.
Pour en faire une soupe complète, servez-la avec des dés de jambon ou de tofu fumé, des croûtons de pain ou des flocons de céréales, un peu de fromage râpé ou de graines de courge…

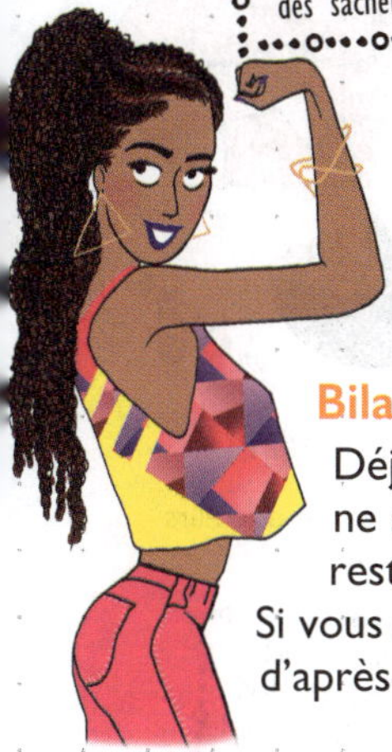

Bilan de la 1re semaine

Déjà une semaine depuis le 1er jour de votre programme minceur. Les résultats ne sont peut-être pas encore visibles sur la balance ou avec le mètre-ruban, alors restez bien concentrée sur vos objectifs… Ne lâchez rien !
Si vous avez faim dans la journée, pensez à intégrer une collation (voir p. 66) en milieu d'après-midi, c'est permis !

2e semaine

C'est parti pour la 2e semaine ! Vous pouvez inverser les déjeuners et les dîners si cela vous arrange… N'oubliez pas de bien boire tout au long de la journée (eau, thé léger…), cela permet souvent de calmer les petits creux et les envies de grignoter.

Jour 1

DÉJEUNER

- 100 g de blanc de dinde grillé + moutarde
- Brocoli sauté à l'ail
- 1 yaourt de soja nature + ½ banane coupée en rondelles et 1 c. à c. de miel
- 2 tranches de pain complet

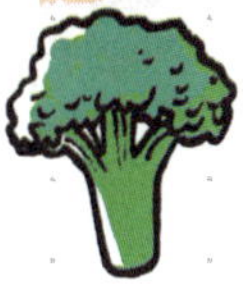

DÎNER

- ¼ de **quiche sans pâte express**
- Salade verte + 1 portion de vinaigrette légère
- 1 compote sans sucre

Préparez davantage de brocoli que nécessaire : vous le finirez en quiche le soir.

Quiche sans pâte express (pour 4 personnes)

Mélangez 50 g de farine d'épeautre complète avec 3 œufs battus. Salez puis intégrez progressivement 25 cl de lait demi-écrémé. Mettez un reste de légumes cuits (250 g environ) dans le fond d'un plat antiadhésif allant au four. Versez la pâte par-dessus et ajoutez 50 g de roquefort émietté. Faites cuire au four à 180° C pendant 40 min environ.

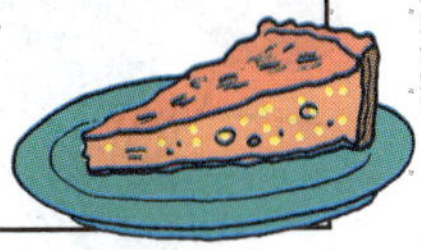

Jour 2

DÉJEUNER

- 2 **rouleaux de printemps**
- Salade d'endives + 50 g de miettes de thon + 1 portion de vinaigrette légère
- 1 faisselle de chèvre nature + 1 c. à c. de miel

DÎNER

- Reste de quiche sans pâte express de la veille (¼)
- Salade de mâche + 1 portion de vinaigrette légère
- 1 pomme

Les rouleaux de printemps ne contiennent quasiment pas de graisse, pensez-y !

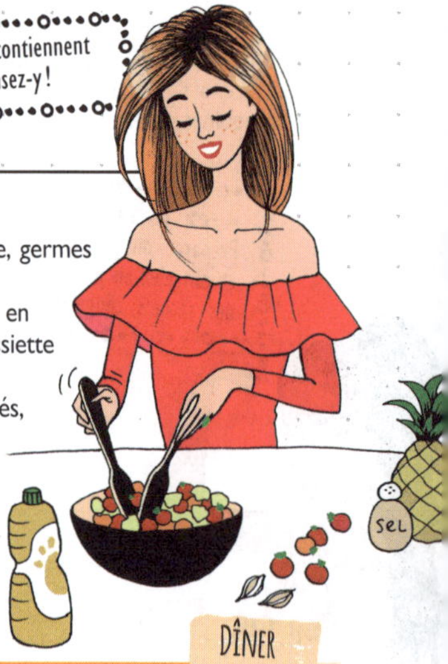

Rouleaux de printemps (pour 2 personnes)

Lavez 4 feuilles de salade. Préparez des crudités variées (bâtonnets très fins de concombre, germes de soja, carottes râpées…). Réhydratez 50 g de vermicelles de riz comme indiqué sur le paquet. Lavez quelques feuilles de menthe. Découpez 1 à 2 tranches de jambon de poulet en lanières (facultatif). Réhydratez 1 galette de riz en l'immergeant pendant 5 sec dans une assiette d'eau tiède, puis déposez-la sur une surface bien propre et humide. Placez dans la partie basse une feuille de salade, puis mettez par-dessus un peu de vermicelles de riz, les crudités, de la menthe ciselée (et éventuellement des lanières de jambon de poulet). Roulez en partant du bas, rabattez les bords puis finissez de rouler. Faites de même pour former les autres rouleaux. Servez avec de la sauce soja.

Jour 3

DÉJEUNER

- Salade de haricots verts et oignon rouge + 1 portion de vinaigrette légère
- 100 g de rosbif froid
- 1 fromage blanc + 1 c. à s. de son d'avoine
- 1 à 2 tranches de pain complet

DÎNER

- 150 g de taboulé du traiteur + tomates cerise et cœurs de palmiers + 50 g de dés de jambon blanc
- 1 pomme

Équilibrez votre taboulé du traiteur : ajoutez-y des crudités, des protéines (thon, poulet, tofu, jambon…) sans ajouter de vinaigrette, car il est déjà assaisonné !

Jour 4

DÉJEUNER

- **Papillote de saumon aux germes de soja**
- 150 g de riz basmati
- 1 yaourt nature + 1 compote sans sucre ajouté

DÎNER

- Omelette aux champignons de Paris (avec 2 œufs)
- Salade de riz (reste du déjeuner : 80 à 100 g), concombre, tomate, radis émincés + 1 portion de vinaigrette légère
- 1 compote sans sucre

Cuisez davantage de riz pour l'utiliser le soir !

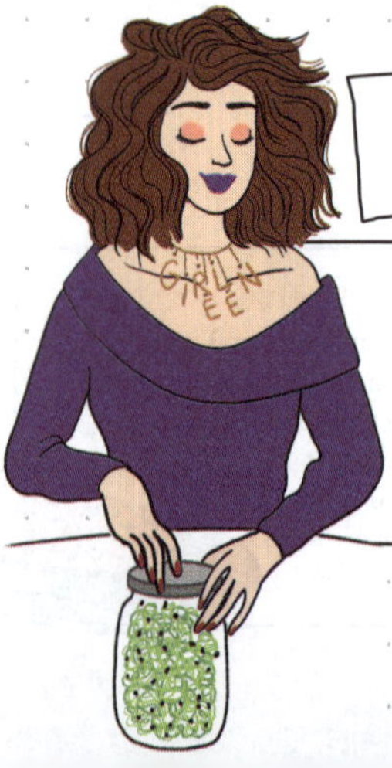

Papillote de saumon aux germes de soja

Déposez 100 à 150 g de germes de soja (frais ou en conserve) dans un récipient (en verre, de préférence) allant au four à micro-ondes. Déposez par-dessus 1 pavé de saumon frais ou décongelé. Salez, poivrez et ajoutez quelques graines de fenouil (facultatif). Couvrez avec une cloche et faites cuire pendant 5 minutes environ à puissance moyenne.

Jour 5

DÉJEUNER

- Salade de pommes de terre (cuites sous vide : 150 g), 50 g de dés de jambon blanc, tomate, concombre, radis et cornichons émincés + 2 portions de vinaigrette légère
- 1 fromage blanc nature
- 1 poire

Vous avez fait beaucoup d'efforts depuis le début de votre programme, il est temps de vous autoriser un *cheat-meal* qui vous aidera à mieux vivre votre programme minceur (moins d'envies de gras)! Attention : ce repas ne doit pas être la porte ouverte à tous les excès : choisissez un seul plat riche en graisses (entrée, plat principal ou dessert).

DÎNER CHEAT-MEAL!

- 1 plat pâtissier de votre choix du commerce (quiche, feuilleté au fromage, pizza…) ou mieux, fait maison (n'abusez pas des toppings, surtout le chorizo et le fromage! Mais vous y avez droit si ça vous fait plaisir…)
- Salade verte + 1 portion de vinaigrette légère
- 2 kiwis

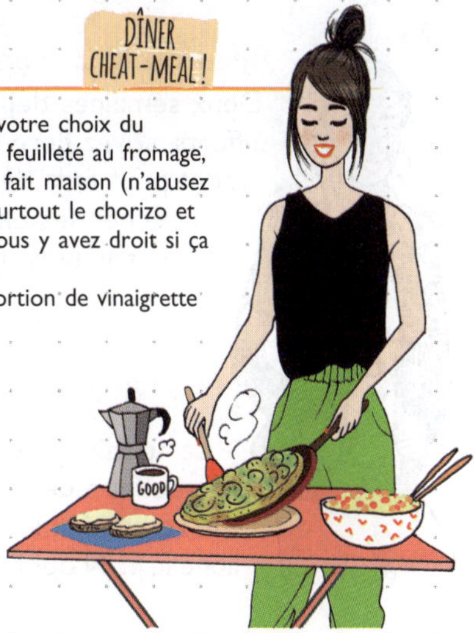

Jour 6

DÉJEUNER

- Salade de lentilles (100 g en conserve) + ½ échalote hachée + 1 portion de vinaigrette légère plat-lentilles
- 100 g d'escalope de poulet poêlée
- Courgettes sautées
- Poire au four au chocolat et muesli

DÎNER

- 2 tranches de jambon cru dégraissé
- Haricots verts (précuits, surgelés) + ½ c. à s. d'huile d'olive
- 1 tranche de pain complet + 30 g de camembert
- 1 compote sans sucre

Poire au four au chocolat et muesli (pour 1 personne)

Épluchez une poire bien mûre et coupez-la en deux dans le sens de la longueur. Ôtez le trognon, puis déposez les 2 demi-poires dans un plat allant au four. Ajoutez 2 carrés de 5 g de chocolat noir à 70 % de cacao au centre des poires et 1 c. à s. de muesli sans sucre par-dessus. Enfournez en position gril pendant 5 minutes et dégustez aussitôt.

Jour 7

DÉJEUNER

- Asperges (conserve) + mayonnaise ultralégère
- 1 steak veggie (10 g de MG max)
- 150 g de patate douce écrasée + 1 noisette de beurre
- ½ mangue

DÎNER

- ½ pamplemousse
- Poêlée de légumes surgelée + 50 g d'allumettes de bacon fumé
- 1 fromage blanc nature + 1 c. à s. d'amandes concassées et 1 c. à c. de miel
- 1 tranche de pain complet

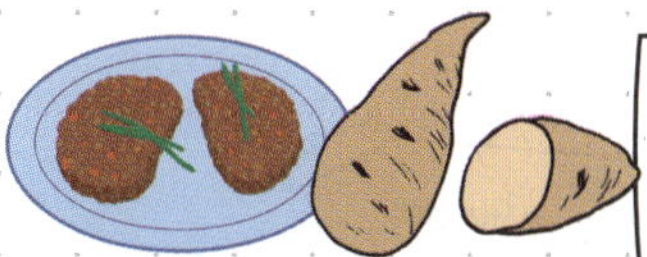

Mayonnaise ultralégère (pour 4 personnes)

Mixez 1 c. à c. de moutarde avec 150 g de tofu soyeux (magasin bio), 1 c. à s. d'huile de colza, 1 c. à c. rase de curcuma en poudre et 2 bonnes pincées de sel. Servez bien frais (conservation = 4 jours au réfrigérateur).

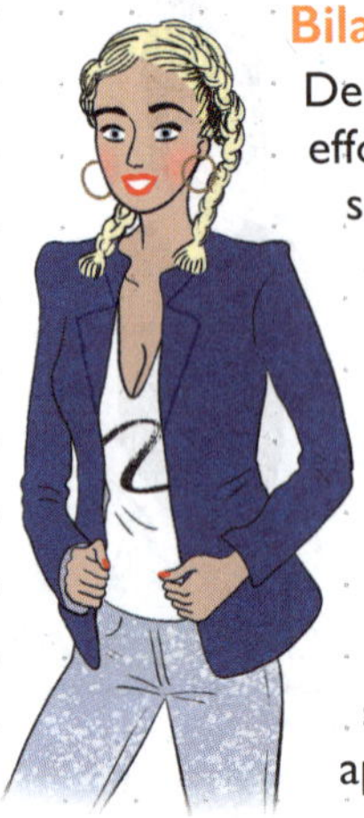

Bilan de la 2e semaine

Deux semaines déjà que vous suivez ce programme minceur. Bravo pour tous vos efforts, soyez fière de vous ! Vous commencez à sentir la différence et les résultats sont peut-être déjà visibles sur la balance… Mais attention, on a parfois tendance à relâcher ses efforts à ce moment-là : octroyez-vous un *cheat-meal* par semaine mais pas plus, tant que vous avez du poids à perdre !

3e semaine

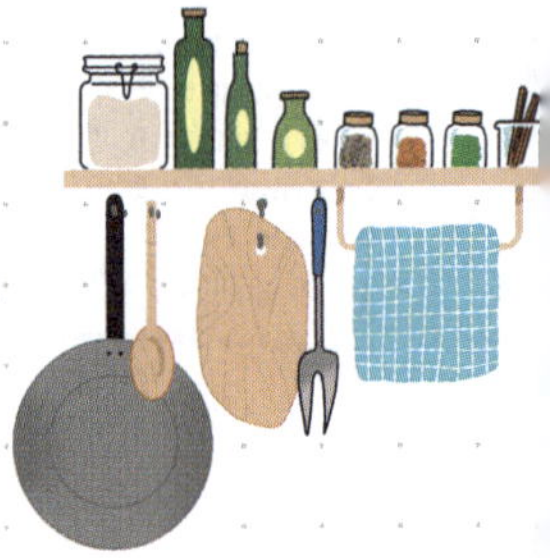

La troisième semaine est parfois un peu plus difficile. C'est en effet à ce moment-là que le fameux « coup de mou » peut se ressentir : le poids qui stagne, le paquet de chips qui vous appelle… N'oubliez surtout pas vos objectifs ! Ne lâchez rien !

Jour 1

DÉJEUNER

- 100 g de salade de lentilles vertes (en conserve) + 1 portion de vinaigrette légère
- 100 g de blanc de poulet grillé
- Poêlée de légumes (surgelée)
- 1 yaourt nature + cannelle en poudre

DÎNER

- ¼ de **pizza maison**
- Salade verte + 1 portion de vinaigrette légère
- 1 compote sans sucre

Pizza maison (pour 4 personnes)

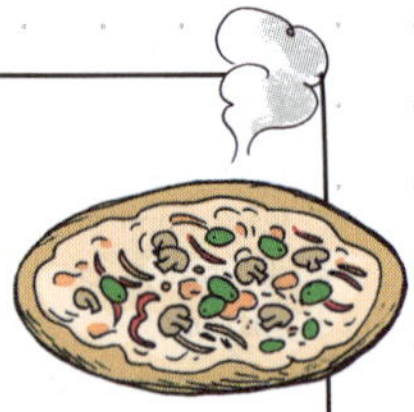

Préparez la pâte à pizza légère : mélangez 250 g de farine semi-complète avec ½ c. à c. de sel et 1 c. à c. de levure chimique. Ajoutez 250 g de yaourt nature et mélangez jusqu'à l'obtention d'une boule. Étalez la pâte (pas besoin de repos) sur une plaque allant au four, recouverte de papier cuisson. Nappez-la de coulis de tomates (briquette) ou de pulpe de tomates fraîches (bocal). Saupoudrez d'origan séché, puis ajoutez 2 tranches de jambon blanc coupé en morceaux et 100 g de fromage râpé (gruyère, comté, tome de brebis…). Faites cuire au four à 180° C pendant 20 minutes environ.

Jour 2

DÉJEUNER

- 120 g de filet de cabillaud au court-bouillon + citron
- Épinards à la crème (surgelé)
- 150 g de riz basmati semi-complet
- 1 faisselle 0 % de MG + 2 c. à. s. de fruits rouges décongelés et 1 c. à c. de miel

DÎNER

- Salade de riz (reste du déjeuner, environ 100 g), crevettes, ½ avocat coupé en morceaux, tomate, concombre + 1 portion de mayonnaise ultralégère (voir p. 73)
- 1 pomme

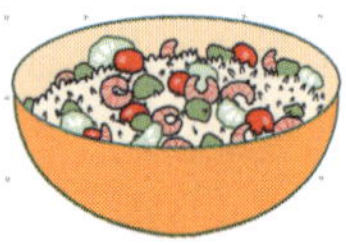

Choisissez les épinards à la crème qui contiennent moins de 5 % de graisses, et évitez d'ajouter de l'huile ou du beurre à votre repas.

Cuisez davantage de riz pour le soir.

Jour 3

DÉJEUNER

- 100 g de macédoine de légumes (en conserve) + 1 portion de mayonnaise ultralégère (voir p. 73)
- 100 g d'escalope de dinde poêlée
- 100 g de spaghettis + ½ c. à s. d'huile d'olive
- ¼ d'ananas

DÎNER

- **Salad jar**
- 1 fromage blanc nature
- 1 tranche de pain complet

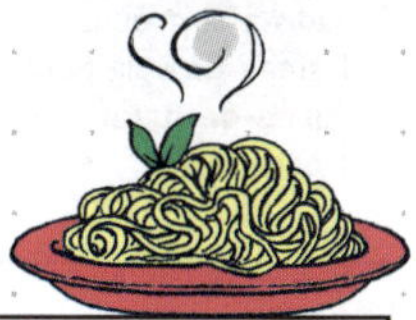

Salad jar (pour 1 personne)

Prenez 1 grand bocal et mettez-y 1 poignée de salade verte émincée. Déposez par-dessus ½ avocat légèrement citronné coupé en lamelles, puis 2 à 3 c. à s. de boulgour cuit puis 1 dizaine de tomates cerise coupées en deux, puis des lamelles de poivrons, et 50 g de tofu aux herbes coupé en dés. Ajoutez 2 portions de vinaigrette légère, 1 c. à s. de graines de courge et refermez votre bocal. Consommez bien frais.

Jour 4

DÉJEUNER

- Salad jar (la même que la veille au soir)
- ¼ d'ananas
- 1 tranche de pain de campagne

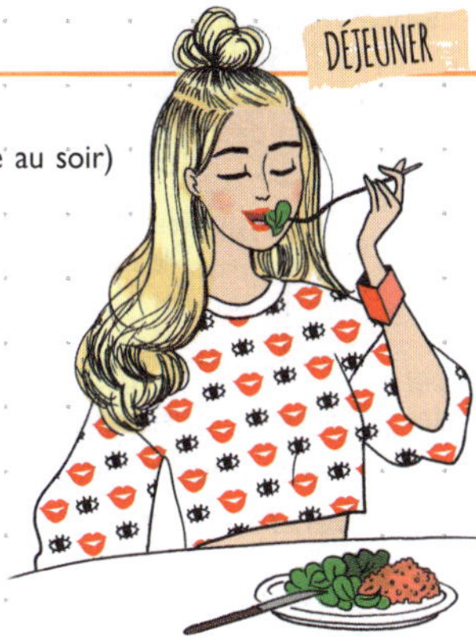

DÎNER

- 100 g de steak grillé + moutarde
- Haricots verts (précuits, surgelés) sautés à l'ail avec ½ c. à s. d'huile d'olive
- 100 g de quinoa
- 1 compote sans sucre

L'ananas possède une enzyme qui facilite la digestion mais, malheureusement, il ne brûle pas les graisses, contrairement à une idée reçue ! C'est quand même un délicieux dessert, très léger avec 50 calories pour 100 g.

Jour 5

DÉJEUNER

- ½ pamplemousse
- **Filet de truite au four**
- 150 g de riz basmati
- 1 yaourt au soja nature + cannelle en poudre

DÎNER

- 8 makis du commerce
- Salade verte, carottes râpées et tomates cerise + 1 portion de vinaigrette légère (voir p. 54)
- 2 petits-suisses nature + 2 c. à s. de framboises décongelées et 1 c. à c. de sucre de coco

Les sushis et makis sont pauvres en graisses, profitez-en et équilibrez votre repas en complétant avec des légumes.

Filet de truite au four (pour 2 personnes)

Décongelez 300 g de julienne de légumes.
Découpez 2 feuilles de papier cuisson pour en faire des papillotes. Déposez sur chacune d'elles 1 échalote émincée, de la julienne de légumes et un filet de truite. Salez, poivrez et fermez les papillotes. Faites cuire au four à 180° C pendant 20 minutes environ.

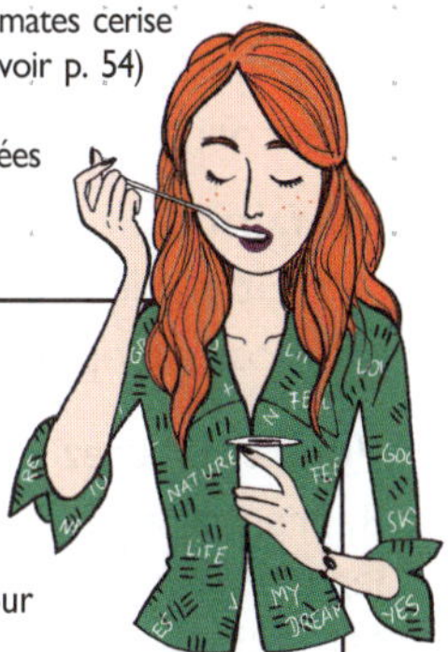

Jour 6

DÉJEUNER

- Radis à la croque
- 1 steak de soja poêlé
- **Purée de patate douce**
- 1 banane

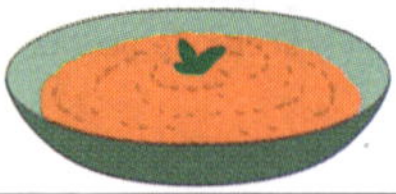

DÎNER

- 2 œufs à la coque + 50 g de mouillettes de pain de campagne
- Bol de légumes vapeur
- 1 fromage blanc + 1 c. à s. d'amandes concassées + 1 c. à c. de miel

Purée de patate douce (pour 2 personnes)

Faites cuire 350 à 400 g de chair de patate douce à l'eau pendant 15 à 20 minutes (piquez avec un couteau pour vérifier la cuisson). Mixez les patates douces cuites avec 100 ml de lait de coco et un peu de sel et de poivre.

Jour 7

DÉJEUNER CHEAT-MEAL

- 50 g de carpaccio de bœuf
- Salade de mâche, cœurs d'artichauts (conserve), 100 g de pois chiches, tomates cerise + 2 portions de vinaigrette légère (voir p. 54)
- 1 pâtisserie de votre choix : millefeuille, tarte au citron meringuée, moelleux au chocolat…

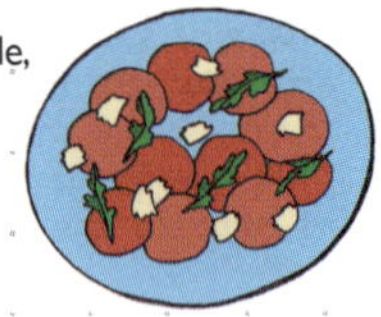

DÎNER

- 50 g de viande des Grisons
- Salade de mâche + 30 g de feta coupée en dés + 1 portion de vinaigrette légère
- 1 compote sans sucre
- 50 g de pain de campagne

Faites-vous plaisir pour vous récompenser de tous vos efforts, vous l'avez bien mérité !

Bilan de la 3e semaine

Vous êtes arrivée au bout de ces 3 semaines de menus minceur, pauvres en graisses, bravo ! Vous gérez mieux votre faim et vos envies, avez perdu quelques centimètres de tour de taille et de cuisse et renoué avec le sport… Wouaouh !

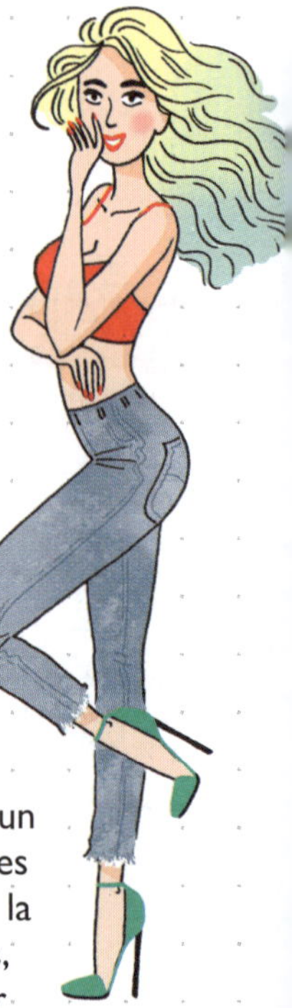

Faites le point sur vos progrès !

Ma silhouette :

- ☐ de plus en plus fine, j'adore !
- ☐ encore quelques efforts et ça ira !

Mes craquages :

- ☐ en nette régression
- ☐ encore difficile à maîtriser, mais ça viendra

Ma faim :

- ☐ maîtrisable
- ☐ encore trop de petits creux

Mes séances de training :

- ☐ je progresse de semaine en semaine
- ☐ je dois mieux m'organiser pour atteindre mes objectifs !

Vous souhaitez continuer à vous affiner ?

Reprenez les menus à la première semaine et remplacez si vous le souhaitez un légume par un autre selon la saison (remplacez par exemple la poêlée de légumes par des asperges, la salade d'endives par des tomates crues…). Procédez de la même façon pour les fruits : suivez les saisons ! Si vous avez atteint vos objectifs, suivez plutôt les menus zéro gras équilibre qui vous permettront de bien ancrer vos nouvelles habitudes !

Mon objectif ? L'équilibre !

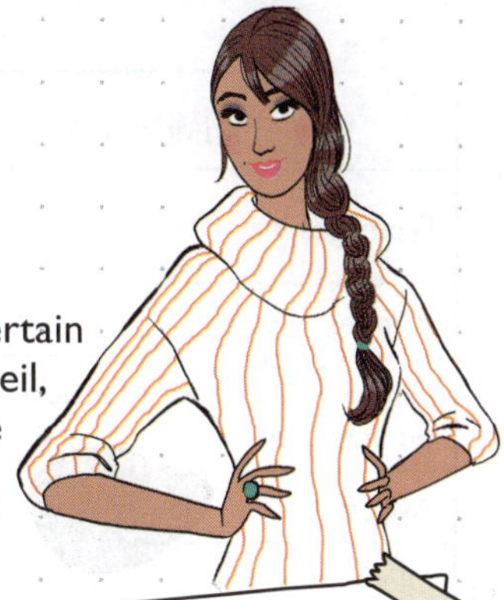

Mon plan d'action

Votre objectif est surtout de trouver ou de retrouver un certain équilibre alimentaire qui vous permettra d'améliorer votre sommeil, de booster votre niveau d'énergie, de mieux digérer (à vous, le ventre plat !) et de vous alléger par la même occasion ! Voici votre plan d'action personnalisé, simple à réaliser et accessible à toutes !

En bonus, affinez votre silhouette et renforcez vos muscles avec une routine cardio et fitness !

4 clés pour réussir

- **Supprimez les graisses industrielles** (ça vaut aussi pour les produits bio et veggies !) et choisissez bien les graisses d'ajout pour équilibrer vos apports en acides gras (saturées/insaturés, oméga-6/oméga-3… voir conseils ci-dessous).
- **Allégez vos plats tout en maintenant le côté gourmand**, notion indispensable pour éviter de déraper ! Tous les menus proposés dans votre plan d'action sont lights et gourmands !
- **Faites les bons choix lorsque vous mangez à l'extérieur** (resto, repas sur le pouce…), voir p. 79.
- **Stoppez le grignotage** qui ruinerait tous vos efforts (voir p. 80) !

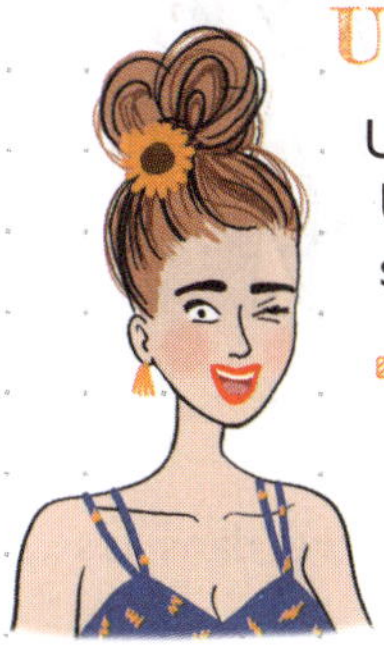

Un seul aliment gras par repas !

Un bon moyen de limiter les graisses est d'appliquer cette règle très simple : UN seul aliment riche en graisses par repas ! Apprenez à repérer les graisses, surtout cachées, et à faire de bons choix à chaque repas…

→ Vous mangez de l'avocat ? Alors faites l'impasse sur le fromage.

→ Vous adorez manger des côtelettes d'agneau ? Alors accompagnez-les de légumes vapeur plutôt que de gratin de légumes.

→ Vous choisissez de manger des tomates-mozzarella ? Alors évitez le yaourt à la grecque en dessert.

Mes repères de conso par jour et/ou par semaine

ALIMENTS GRAS	QUANTITÉ ET FRÉQUENCE DE CONSOMMATION
Chocolat	15 g par jour
Gratins de légumes	1 fois par semaine
Pizza ou quiche maison	1 fois par semaine
Fritures (frites, beignets de légumes…)	2 fois par mois

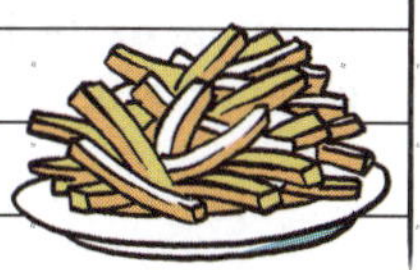

Aliments gras	Quantité et fréquence de consommation
Fromages	30 à 40 g par jour (y compris le fromage inclus dans les préparations et le « faux-mage »)
Viandes	Privilégiez les viandes maigres et ôtez le gras visible
Charcuterie grasse (« vraie » ou végétale)	2 fois par semaine, en remplacement du fromage : à vous de choisir !
Avocat	½, 2 fois par semaine
Oléagineux	20 g max par jour
Huiles végétales	2 à 3 c. à s. max par jour (1 à 1,5 c. à s. par repas)
Beurre	10 g pour le petit déjeuner

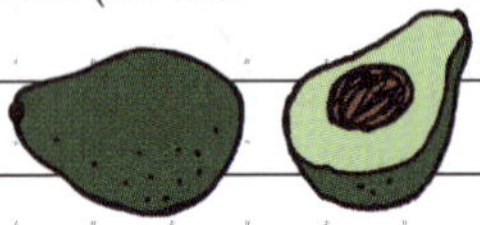

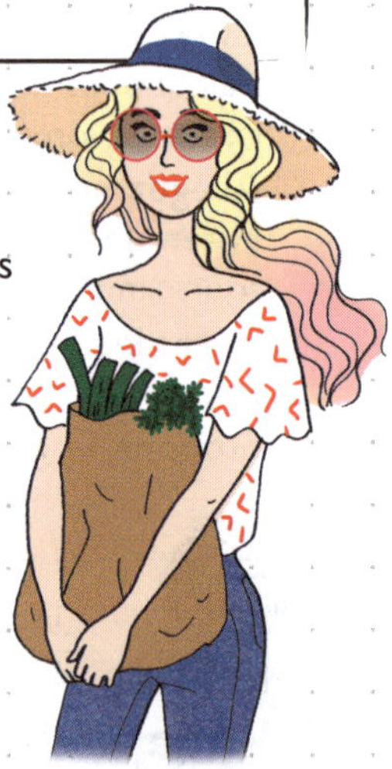

J'allège !

Bonne nouvelle : un plat n'a pas besoin d'être gras pour être bon et vous faire saliver ! Et même si les graisses participent effectivement à véhiculer les saveurs, le gain s'arrête au-delà d'un certain pourcentage de graisses. L'idée est donc d'ajouter la juste dose de gras pour maintenir le côté gourmand…

Quelques conseils pour des plats plus lights mais goûteux !

- **Remplacez la crème fraîche par du yaourt** ou par du fromage blanc dans certaines recettes (concombre au yaourt et à la menthe, céleri-rave rémoulade…).
- **Remplacez les lardons** par des allumettes de bacon fumé.
- **Préférez les quiches sans pâte** (p. 71) ou remplacez la pâte feuilletée par quelques feuilles de pâte filo.
- **Réduisez systématiquement d'⅓ à ½ les quantités d'huile et de beurre** dans les recettes traditionnelles.
- **Coupez le mascarpone avec du fromage blanc** pour vos recettes de dessert (tiramisu, par exemple).
- **Utilisez de la cancoillotte** (un fromage fondu de vache apportant environ 5 % de MG) pour vos fondues (p. 86).
- **Remplacez le beurre par du yaourt dans vos pâtisseries**, de la compote de pommes ou par de la courgette râpée (oui !) pour vos recettes de gâteaux au chocolat.
- **Remplacez le beurre dans les recettes de pâte à tarte par du petit-suisse nature** (voir recette p. 88).

Les bons choix à l'extérieur

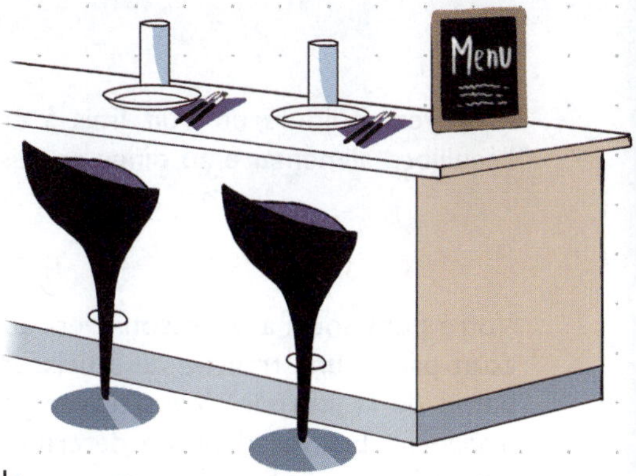

C'est bien connu : à la maison, c'est toujours plus facile à gérer qu'à l'extérieur. Voici donc quelques conseils pour concilier sur la durée sorties festives et équilibre alimentaire…

- **Au restaurant traditionnel :** évitez la formule «menu complet» et préférez un plat complet en demandant quelques aménagements.
  Si vous prenez 1 plat + 1 dessert, appliquez la règle «un seul aliment gras par repas». Préférez les viandes peu grasses, ôtez le gras visible dans votre assiette et demandez toujours la sauce «à part».
  Méfiez-vous des gratins de légumes, souvent très riches en crème et fromage! Attention aussi aux salades complètes, peu rassasiantes et souvent riches en graisses (cubes de fromage, croûtons frits, lardons, sauce…).
  Pour le dessert, optez pour une salade de fruits, le fromage blanc avec son coulis de fruits, ou un sorbet citron.
  Si vous n'avez plus vraiment faim, prenez un café ou un thé, on vous apportera certainement un carré de chocolat noir et votre gourmandise sera satisfaite!
- **À la pizzeria :** commandez une demi-pizza (demandez à ce qu'elle ne soit pas trop chargée en fromage) et prenez une salade avec l'assaisonnement «à part» pour doser facilement l'ajout de vinaigrette. Vous pouvez aussi partager votre pizza avec une autre convive si l'établissement ne propose pas de demi-pizza.

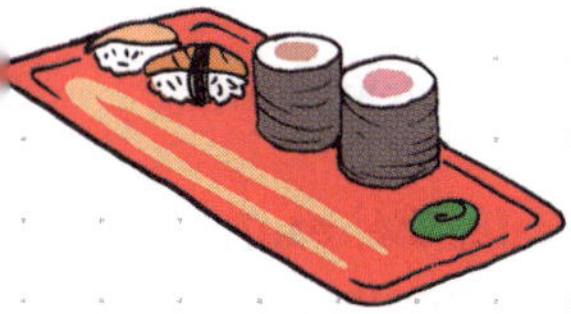

- **Au restaurant asiatique :** optez pour quelques sushis ou makis, accompagnés de la salade de chou et de la fameuse soupe miso (un bouillon clair japonais élaboré à partir de pâte de soja fermenté) : c'est pauvre en graisses et riche en probiotiques, des composés qui nourrissent la flore intestinale! Vous pouvez aussi choisir des légumes sautés au wok, des brochettes de viande, des crevettes et du riz blanc. Évitez surtout les beignets de crevettes, les nems et samosas qui sont cuits en fritures : ce sont des bombes de gras!
- **Au restaurant mexicain**, faites-vous plaisir avec un chili con carne, finalement bien complet! Les tacos, fajitas et enchiladas sont plus riches, car ils contiennent du fromage, du guacamole, de la viande grasse…
- **Sur le pouce :** quand vous mangez dans la rue, préférez un sandwich au «vrai pain» plutôt qu'un panini ou qu'un sandwich-club : vous serez rassasiée plus longtemps.
  Évitez les morceaux de pizzas et les quiches qui sont souvent très riches en graisses et qui ne calent pas très longtemps non plus…
  Côté garniture, privilégiez les sandwichs thon/crudités et jambon/fromage aux kebabs beaucoup trop gras.

> L'équilibre, ça se passe aussi sur la journée : si vous avez fait un repas un peu plus riche que prévu au déjeuner, prévoyez un dîner pauvre en graisse.

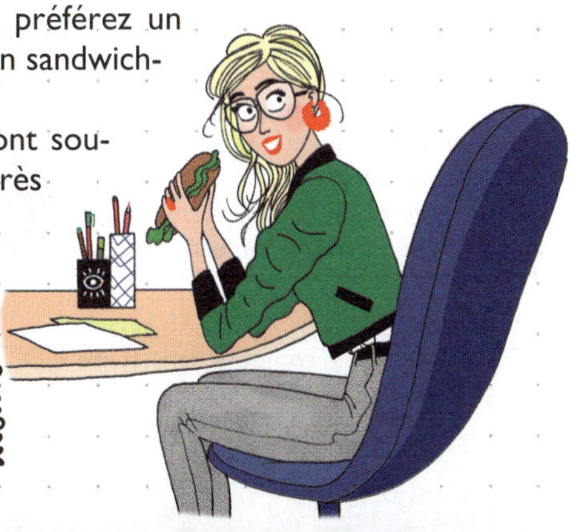

Prévoyez toujours un fruit frais à croquer pour finir votre repas-sandwich et rétablissez l'équilibre alimentaire au dîner en faisant la part belle aux légumes.

Je gère mon stress et mes grignotages

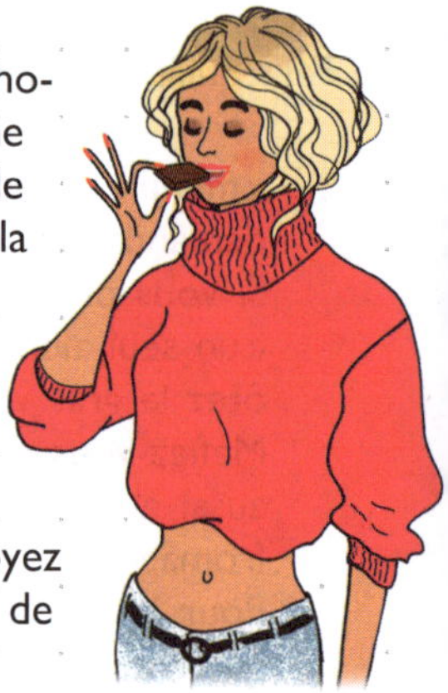

Votre petit souci à la maison, c'est aussi le grignotage ! Un petit carré de chocolat par-ci, une tranche de saucisson par-là, et c'est comme ça une bonne partie de la journée ! Vous n'avez pas vraiment faim, mais plutôt envie de manger… Essayez donc de déterminer la cause de vos envies : l'ennui ? la fatigue ? le stress ? ou l'anxiété ?

Travaillez sur chaque aspect (voir p. 83) pour en maîtriser l'origine ! Si vous grignotez pour lutter contre la fatigue, trouvez plutôt un moyen d'améliorer votre sommeil et de booster votre vitalité. Si c'est l'ennui qui vous pousse à ouvrir la porte du frigo, trouvez-vous des occupations fun !

Mais le réflexe de grignotage ne va pas partir du jour au lendemain, prévoyez donc dès aujourd'hui des aliments à grignoter pauvres en graisses : dés de jambon, tomates cerises, petits radis à croquer…

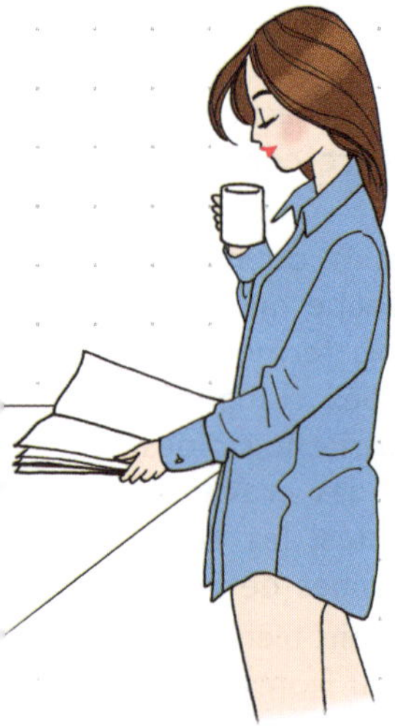

Idées de petits déjeuners et de snacks équilibrés et low fat

Mes petits déjeuners équilibrés low fat

Pour éviter les envies de grignoter dans la journée et faire le plein d'énergie dès le matin, composez votre petit déjeuner avec soin :

- une boisson, si possible sans sucre, pour s'hydrater (café, thé, eau) ;
- du pain ou des biscottes complètes sans sucre ajouté avec un peu de beurre (ou purée d'oléagineux), ou du muesli sans sucre ajouté ;
- un aliment protéiné pour être bien rassasiée : morceau de fromage, jambon, œuf, yaourt, fromage blanc…
- En option : un fruit frais

Quelques petits déjeuners équilibrés

Thé vert à la menthe 4 biscottes complètes + 10 g de beurre 1 fromage blanc + 1 kiwi coupé en morceaux 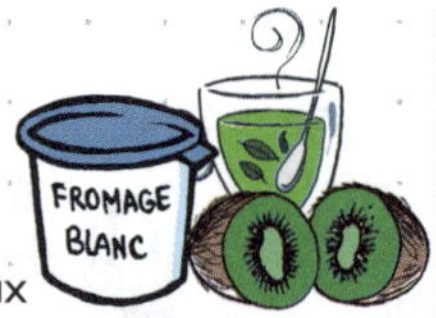	Café noir 30 g de muesli sans sucre ajouté 1 yaourt nature, morceaux de fruits frais et 1 c. à c. de miel
Café noir 3 pancakes + 1 compote sans sucre	Thé citron 2 tranches de pain de seigle + 1 noix de beurre et 1 tranche de jambon blanc

Pancakes (pour 12 pancakes)
Mélangez 125 g de farine (complète de préférence) avec 25 g de poudre d'amandes. Ajoutez 2 œufs battus, 250 g de yaourt nature, 1 pincée de sel et ½ c. à c. de bicarbonate de sodium. Mélangez bien et réfrigérez 1 h. Faites cuire les pancakes dans une poêle antiadhésive légèrement graissée avec un papier absorbant. Consommez-les avec de la compote sans sucre.

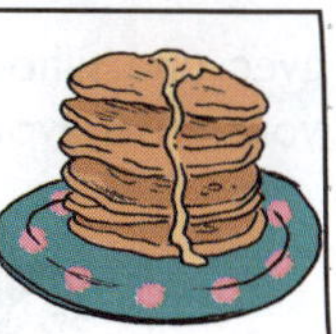

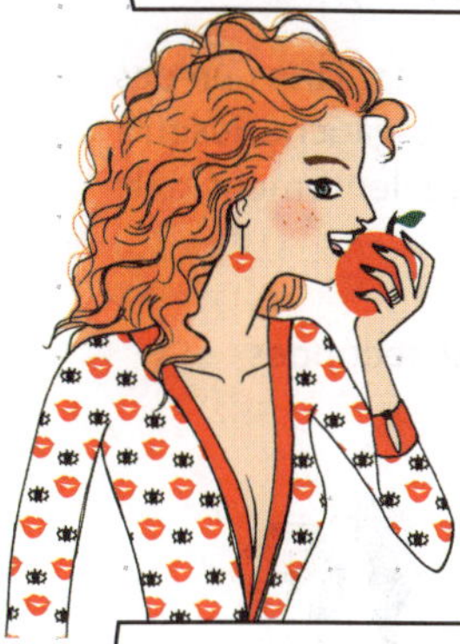

Mes snacks antigrignotage

Vous avez systématiquement envie de grignoter dans l'après-midi ? Optez pour un snack sain pauvre en graisses et gourmand. Par exemple :

- 1 pomme + 10 g de chocolat noir à 70 % de cacao
- 1 fromage blanc nature + 1 biscuit au sarrasin
- 1 tranche de pain de seigle complet + 1 noisette de beurre allégé + 1 tranche de truite fumée

Biscuits au sarrasin (pour 30 biscuits)
Mélangez 100 g de farine de sarrasin avec 100 g de farine de blé T110 et 50 g de poudre d'amandes. Ajoutez 100 g de sucre de coco, 1 bonne pincée de sel, 1 c. à c. rase de levure chimique et 1 œuf entier. Ajoutez également 75 g de beurre réduit en pommade et mélangez bien. Laissez la pâte reposer 30 minutes, puis étalez-la et parsemez de graines de sésame (2 c. à s.). Passez à nouveau le rouleau à pâtisserie et formez les biscuits à l'aide d'un emporte-pièce. Faites cuire au four, sur une plaque tapissée de papier cuisson à 180° C pendant 15 min environ. Conservez dans une boîte en fer.

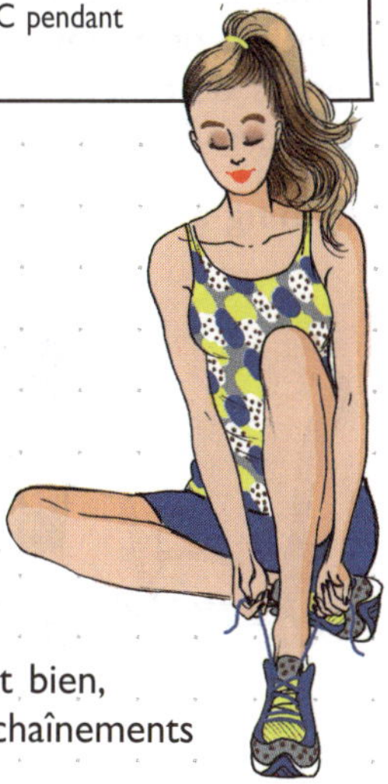

Mon plan d'action fitness, équilibre et bien-être

Mon programme de fitness

Manger équilibré en réduisant les graisses, c'est déjà très bien, mais c'est encore mieux si vous y associez un peu de sport ! N'oubliez pas que ce qui compte avant tout, ce ne sont pas les chiffres que vous indique la balance, c'est votre silhouette ! Un corps mince, c'est bien, un corps mince et tonique, c'est mieux ! Voici quelques idées d'enchaînements pour booster votre perte de poids et remodeler votre silhouette.

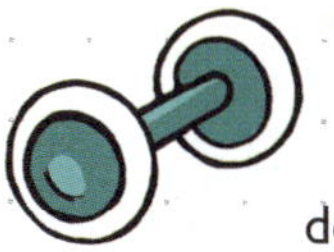

Comment ça marche ?

Le circuit suivant propose un mix de cardio et de renforcement musculaire avec des exercices qui font travailler tous les groupes de muscles (au niveau des cuisses, fesses, abdos, bras…). L'idée n'est pas de chercher à brûler un max de calories, mais plutôt de tonifier votre silhouette et de booster votre métabolisme de base (les calories que votre corps brûle au repos) pour obtenir des résultats durables :

avec une silhouette tonifiée, vous dépenserez plus de calories au quotidien ! Ces exercices vont aussi avoir un effet vitalité en réduisant la fatigue nerveuse.

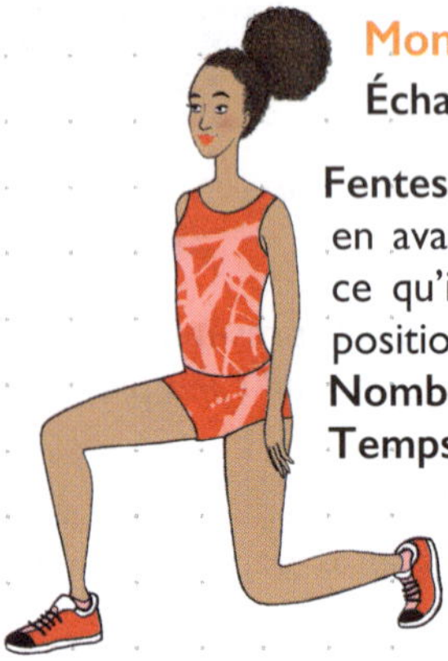

Mon circuit fit strong & cardio

Échauffement (3 à 5 min) : petit trop, enroulé d'épaules...

Fentes avant : debout, pieds joints, les mains sur les hanches, faites un pas en avant avec la jambe droite et descendez votre genou gauche jusqu'à ce qu'il frôle le sol. Gardez le dos bien droit. Revenez lentement à la position initiale.
Nombre de répétitions : 15 fois chaque jambe
Temps de récupération entre chaque série : 15 à 30 secondes
Nombre de séries : 3 à 5

Running à votre allure : 5 min

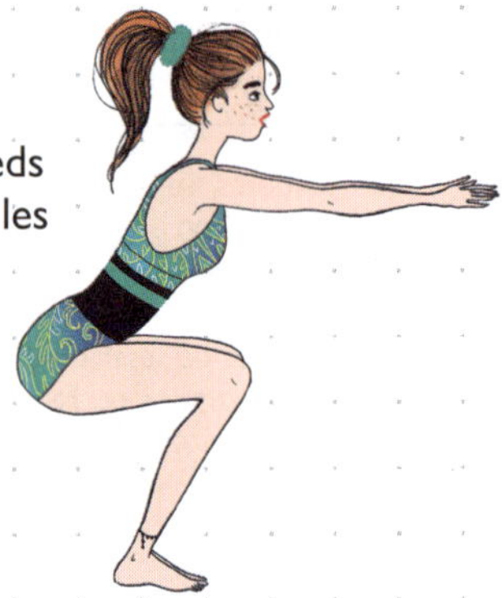

Squats : debout, les jambes écartées de la largeur du bassin et pieds parallèles, pliez les genoux en gardant le dos bien droit jusqu'à ce que les cuisses soient parallèles au sol, puis revenez lentement à la position initiale. Gardez l'équilibre en allongeant les bras devant vous en même temps que vous descendez.
Nombre de répétitions : 15
Temps de récupération entre chaque série : 15 à 30 secondes
Nombre de séries : 3 à 5

Running à votre allure : 5 min

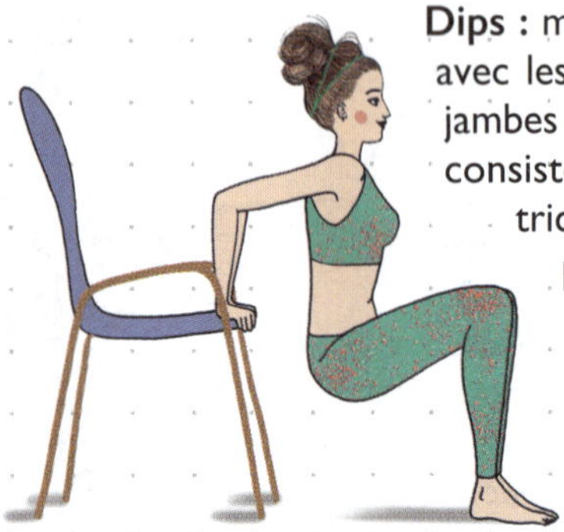

Dips : mettez une chaise derrière vous et prenez appui sur l'assise avec les paumes des mains, bras tendus. Avancez vos pieds : vos jambes doivent être fléchies et vos fesses dans le vide. L'exercice consiste à fléchir les bras (vous allez vite sentir le travail des triceps, les muscles de l'arrière des bras) et à revenir à la position tendue.
Nombre de répétitions : 10
Temps de récupération entre chaque série : 15 à 30 secondes
Nombre de séries : 3 à 5

Running à votre allure : 5 min

Abdos : allongez-vous et plaquez bien votre dos au sol, jambes pliées et pieds écartés de la largeur du bassin. Mettez les mains de chaque côté de la tête, expirez et décollez lentement les épaules et le haut

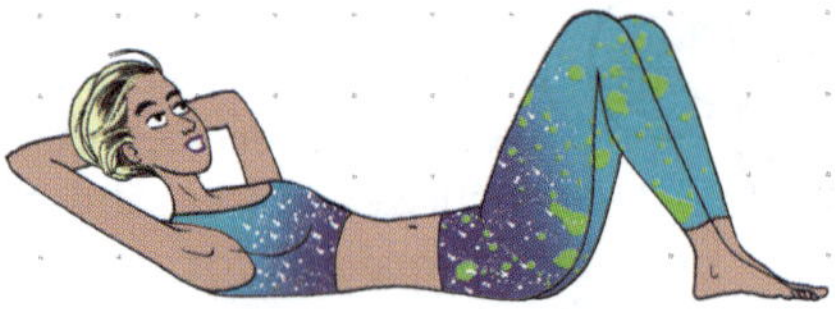

du dos, en regardant vers le plafond et en serrant le ventre et le périnée. Ne cherchez pas à décoller trop le dos. Inspirez en revenant à la position initiale.
Nombre de répétitions : 7 à 15
Temps de récupération entre chaque série : 15 à 30 secondes
Nombre de séries : 3 à 5

Vos work-out seront efficaces si vous faites preuve de régularité et d'assiduité ! Le bon rythme : 3 séances par semaine.

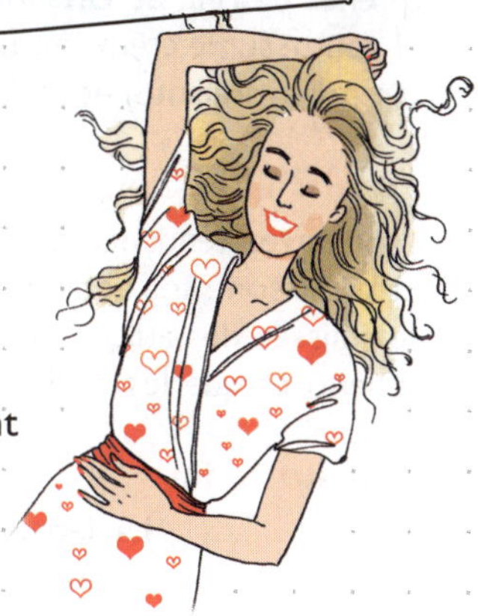

Mon programme antistress et vitalité

Les envies de grignoter sont très souvent liées au stress

Le stress génère une anxiété que vous compensez en mangeant quelque chose qui vous fait du bien (chocolat, fromage…). Le cerveau sécrète alors de la dopamine, une des « hormones du bien-être », et vous ressentez un apaisement immédiat. Mais cette sensation de bien-être est de courte durée et vous vous sentez ensuite coupable d'avoir craqué, sans oublier que le stress est toujours là…

Si le stress vous assaille régulièrement…

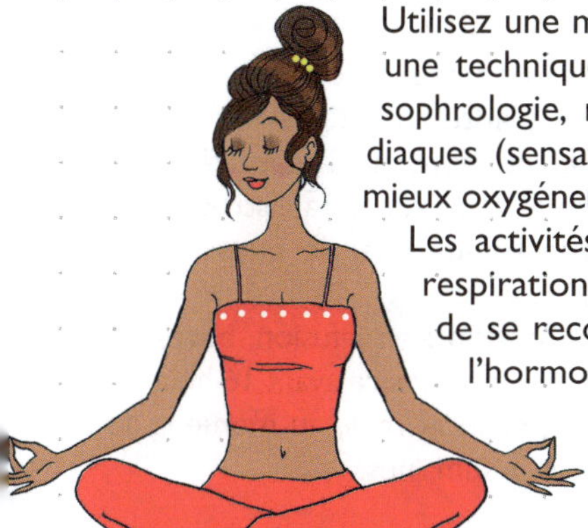

Utilisez une méthode antistress pour mieux le gérer. Vous pouvez choisir une technique qui utilise la respiration profonde (cohérence cardiaque, sophrologie, méditation…) : cela permet de calmer les battements cardiaques (sensation d'apaisement, réduction de la tension artérielle) et de mieux oxygéner le corps et le cerveau (plus de vitalité, sensation de sérénité). Les activités telles que le yoga ou le Pilates qui utilisent également la respiration abdominale et le travail des muscles profond permettent de se reconnecter à son corps et de faire baisser le taux de cortisol, l'hormone du stress !

Et si vous êtes adepte des activités en pleine nature, allez marcher en forêt ou programmez une séance de running dans un parc… Le taux de cortisol a tendance à diminuer dans un environnement naturel. Résultat : vous vous sentez de meilleure humeur, vous dormez mieux et vous êtes carrément plus efficace dans vos activités !

Faites votre choix !

- ☐ Je me détends et je travaille mes muscles profonds avec le yoga.
- ☐ Je me libère de mes pensées parasites avec la méditation ou la sophrologie.
- ☐ Je calme mes anxiétés avec la cohérence cardiaque (technique de respiration spécifique).
- ☐ J'aère mes neurones avec une bonne séance de running ou de marche rapide à l'extérieur !

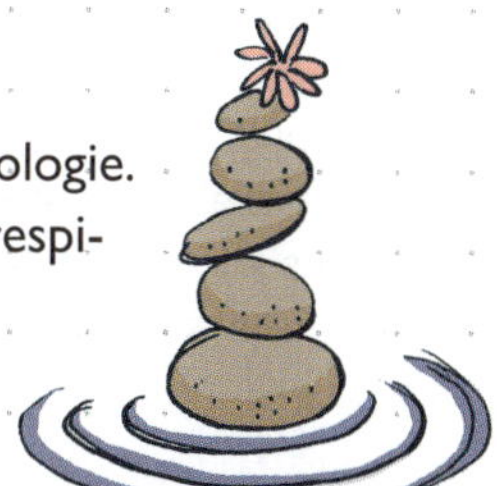

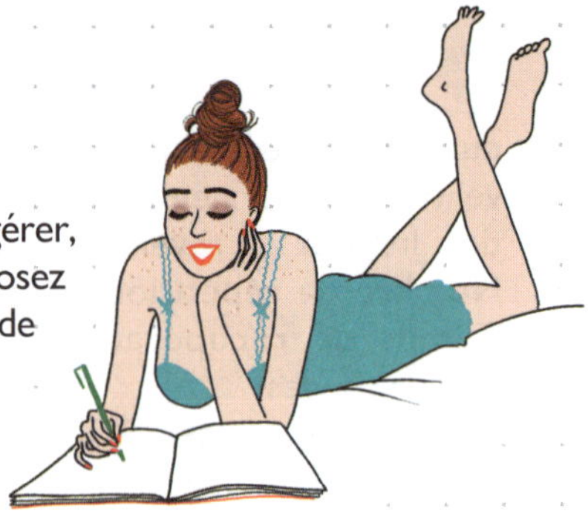

Mon astuce aroma antistress

Si vous ressentez un coup de stress que vous avez du mal à gérer, prenez de l'HE de Lavande vraie (*Lavandula vera*), apaisante : déposez 1 goutte sur le creux des poignets (mélangée avec une petite dose de crème hydratante) et respirez profondément… Détente assurée !

Et si c'était l'ennui le problème ?

Vous avez tendance à grignoter davantage quand vous êtes à la maison sans activité particulière ? Pour tromper l'ennui, établissez dès aujourd'hui une liste de ce que vous pouvez faire quand votre cerveau est au ralenti et que les seules idées qui vous viennent vous dirigent vers le frigo !

Quand la fatigue s'en mêle…

La fatigue peut aussi vous jouer des tours : quand vous êtes fatiguée, le réflexe est de manger davantage, ou de grignoter et cela paraît logique : votre corps manque d'énergie et vous lui en donnez… Mais vous vous trompez : ce que votre corps vous réclame, ce n'est pas des calories, mais du repos ! Prenez soin de votre sommeil en vous couchant à une heure raisonnable et en évitant les écrans (ordinateur, smartphone, tablette) après 20 heures.

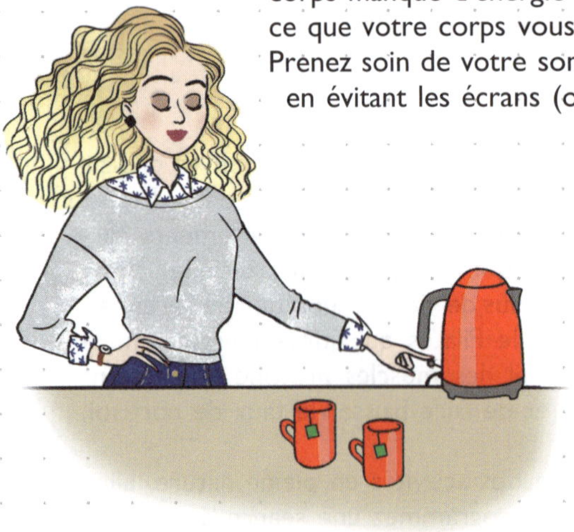

Mon astuce phyto vitalité

Quand vous ressentez une baisse de tonus, pensez à l'éleuthérocoque, la plante antifatigue par excellence, et adaptogène, qui favorise l'adaptation du corps pour faire face à la fatigue et au stress. Elle aide à retrouver une bonne énergie physique et un moral au top.

La bonne consommation : en infusion, buvez-en 1 à 2 tasses par jour, de préférence avant 16 heures) ou prenez 2 gélules (matin et midi, au moment du repas) en cure de 2 à 3 semaines.

Mes menus gourmands, équilibrés et zéro gras

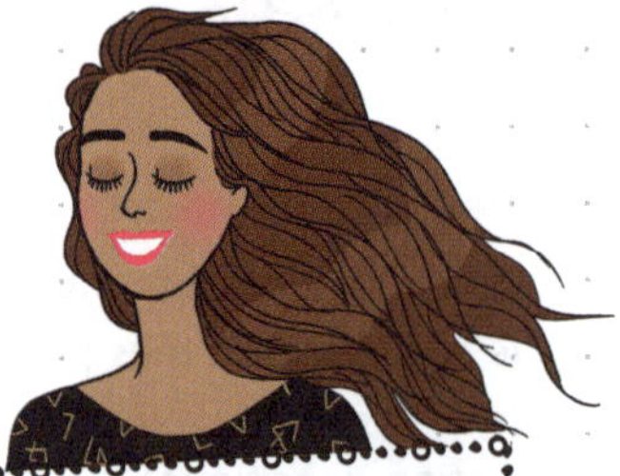

Les menus zéro gras basés sur l'équilibre alimentaire vous permettent d'alléger vos repas sans vous priver, et de perdre quelques kilos superflus en douceur, tout en entretenant une silhouette fine toute l'année… C'est parti !

Vous ne mangez pas de viande ? Remplacez-la par du tofu (blanc, mariné, lactofermenté…), des œufs ou des légumineuses (lentilles, pois chiches…).

1re semaine

Vous le savez : vos assiettes doivent être appétissantes pour maintenir de plaisir de manger, condition essentielle pour ne pas craquer ! Soignez la présentation de vos assiettes : sélectionnez une jolie vaisselle, ajoutez un peu de couleur avec des aromates (ciboulette, coriandre…) ou ajoutez un peu de mâche…

Jour 1

DÉJEUNER

- Wok de crevettes à l'ail
- Courgettes vapeur et 150 g de riz basmati
- 1 pomme
- Café noir ou infusion + 10 g de chocolat noir à 70 % de cacao

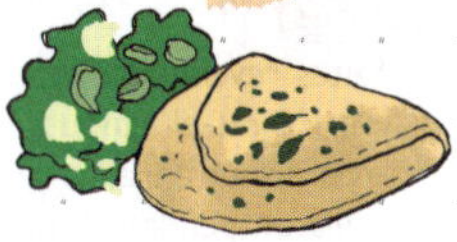

DÎNER

- Omelette (2 œufs) aux pommes de terre (100 g) et champignons
- Salade de mesclun + vinaigrette
- 1 fromage blanc nature + cannelle en poudre + 1 c. à c. de sucre de coco

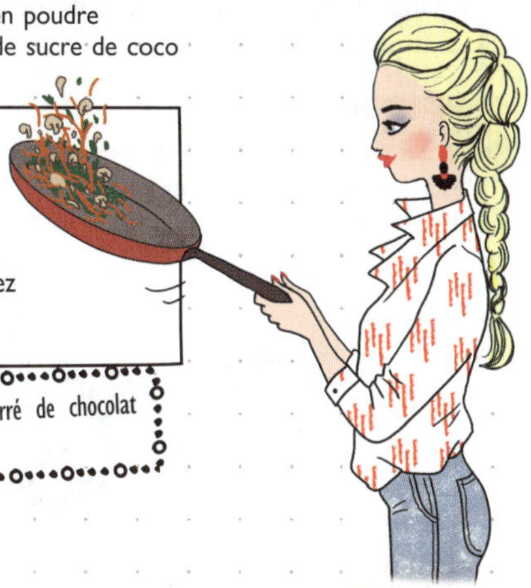

Wok de crevettes à l'ail (pour 2 personnes)

Décongelez 250 à 300 g de crevettes décortiquées crues. Pelez et hachez 2 gousses d'ail. Faites chauffer 1 c. à s. d'huile d'olive dans un wok, puis ajoutez l'ail et laissez rissoler pendant 1 à 2 min. Ajoutez les crevettes et faites cuire en mélangeant sans arrêt pendant 2 à 3 min. Ajoutez 1 c. à s. de sauce soja, mélangez et servez.

Vous n'avez pas mangé d'aliment gras de tout le repas ? Faites-vous plaisir avec un carré de chocolat noir fortement cacaoté (> 70 %) et pauvre en sucre. Le plaisir sans la lourdeur !

Jour 2

DÉJEUNER

- Salade de concombre à la menthe + sauce au yaourt (voir recette p. 60)
- 1 steak de soja poêlé
- Écrasée de patate douce
- 2 kiwis

DÎNER

- 1 part de pizza maison (voir recette p. 74)
- Salade de crudités variées (mâche, carottes râpées, tomates…) + 1 portion de vinaigrette légère
- 1 yaourt brassé nature + 1 compote sans sucre

Écrasée de patate douce (pour 2 personnes)

Pelez et coupez en gros cubes 400 g de patate douce. Faites cuire à l'eau bouillante salée pendant environ 15 min puis égouttez. Écrasez grossièrement à la fourchette avec 1 c. à s. d'huile d'olive et 2 pincées de fleur de sel.

Choisissez bien vos steaks de soja en comparant les teneurs en graisses de différents produits.

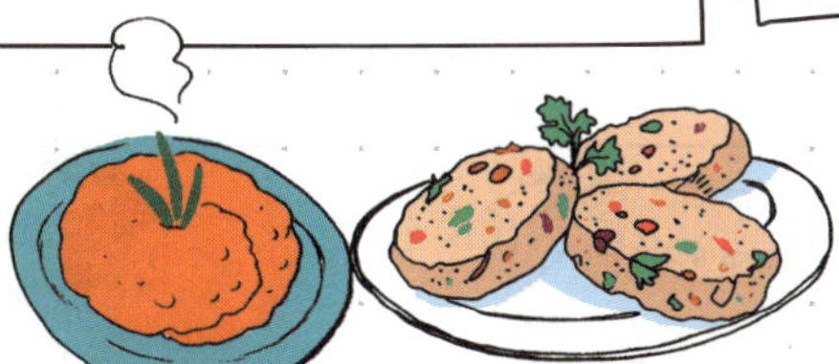

Jour 3

DÉJEUNER VEGGIE

- **Couscous de légumes et pois chiches**
- 100 g de semoule de couscous complète
- ¼ d'ananas

> Pensez à réaliser des repas végétariens au moins 2 fois par semaine, l'idéal étant de se passer de viande le soir !

DÎNER

- 1 tranche de jambon blanc
- Purée de légumes surgelée
- 30 g de crottin de chèvre
  + 1 tranche de pain de campagne au levain
- 1 compote sans sucre

Couscous de légumes et pois chiches (pour 2 personnes)

Pelez 2 carottes, 1 courgette, 2 navets et coupez-les en cubes. Faites revenir les légumes dans une cocotte avec 1 c. à s. d'huile d'olive puis ajoutez 2 c. à c. de ras-el-hanout, mélangez et ajoutez 1 verre d'eau. Laissez cuire 20 minutes environ en mélangeant régulièrement. Ajoutez ½ boîte de pois chiches cuits égouttés et poursuivez la cuisson pendant 5 min.

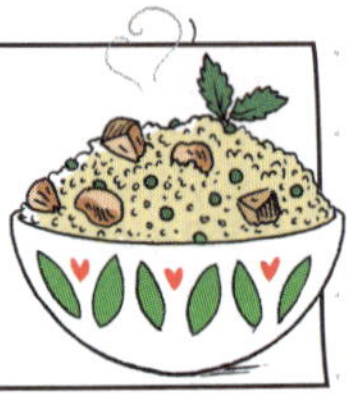

Jour 4

DÉJEUNER

- Salade de lentilles (100 g environ)
  + 1 portion de vinaigrette légère
- 130 g de cabillaud en papillote
- Épinards sautés
- 2 kiwis

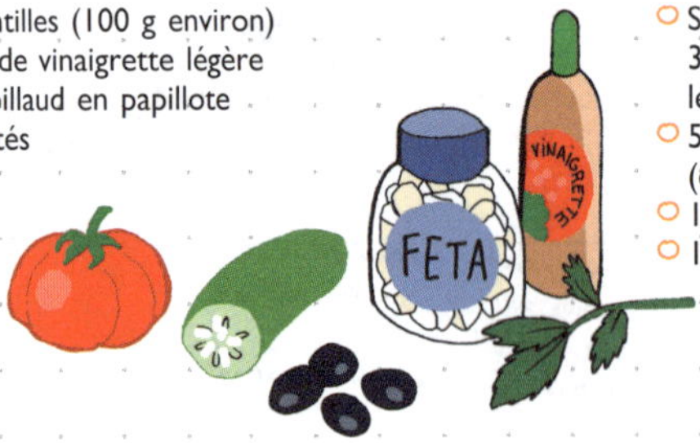

DÎNER

- Salade grecque (tomate, concombre, 40 g de feta, 3 olives en morceaux, menthe) + 1 portion de vinaigrette légère (voir p. 54)
- 50 g de viande des Grisons ou bien de jambon cru (enlevez le gras visible)
- 1 yaourt au soja nature + cannelle
- 1 tranche de pain de campagne

Jour 5

DÉJEUNER

- Escalope de porc grillée aux herbes de Provence
- Endives braisées
- 150 g de tagliatelles ou autres pâtes
- 2 kiwis

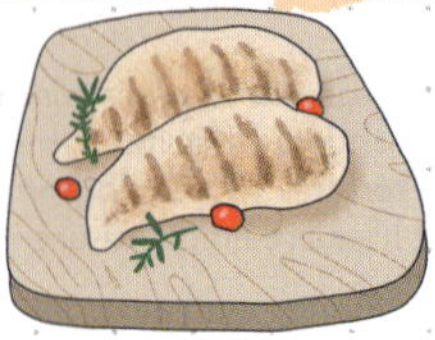

DÎNER

- **Fondue à la cancoillotte**
  + 50 g de dés de pain de campagne grillés
- Salade verte, tomates cerise et carottes râpées
  + 1 portion de vinaigrette légère
- 1 compote sans sucre

Fondue à la cancoillotte (pour 2 personnes)

Frottez le fond et les bords d'un poêlon en fonte avec une gousse d'ail coupée en 2. Versez 300 g de cancoillotte et faites chauffer à feu doux pendant 5 min tout en remuant pour éviter que ça n'accroche. Poivrez, ajoutez ½ verre de vin blanc sec, ½ petit verre à liqueur de kirsch et posez au centre de la table. Servez avec des dés de pain de campagne grillés.

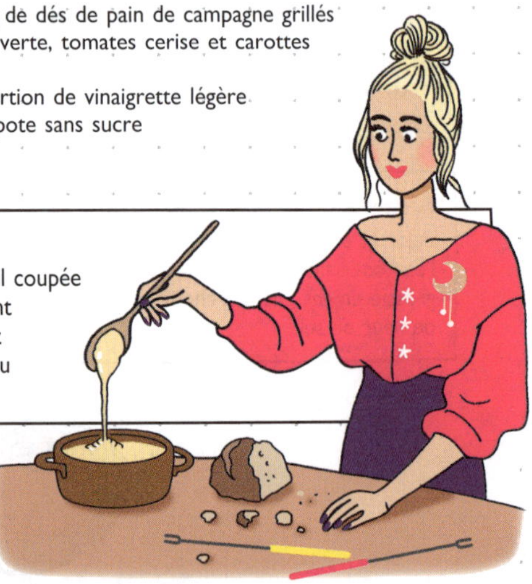

> La cancoillotte contient seulement 4 à 6 % de graisses, pensez-y !

Jour 6

DÉJEUNER

- 100 g d'escalope de veau grillée
- Céleri braisé ou bien fenouil braisé
- 150 g de boulgour complet
- 200 g de fraises au citron (ou une pomme ou une orange)

DÎNER

- **Wrap au poulet**
- Salade verte + 1 portion de vinaigrette légère
- ½ mangue

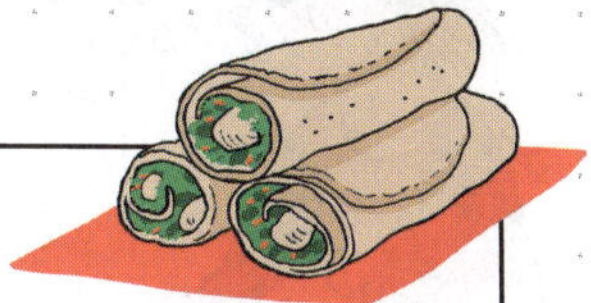

Wrap au poulet (pour 2 personnes)
Faites griller sans matière grasse 100 g de blanc de poulet coupé en lanières et réservez. Faites revenir 1 oignon et 1 poivron rouge, puis laissez cuire à feu doux pendant 30 min. Salez et saupoudrez avec ½ c. à c. de paprika et de cumin. Prenez 2 galettes wraps au blé complet du commerce et mettez-y des lanières de blanc de poulet et les légumes. Coupez ½ avocat en lanières et ajoutez-le également, avec 40 g de fromage râpé. Fermez les wraps et servez.

Jour 7

DÉJEUNER

- 100 g de rosbif + moutarde
- 100 g de spaghettis semi-complet
- Fenouil braisé
- 1 part de **clafoutis aux myrtilles**

DÎNER

- 1 œuf mollet
- Poêlée de légumes du commerce + 100 g de quinoa
- 1 fromage blanc nature + ¼ de grenade égrenée

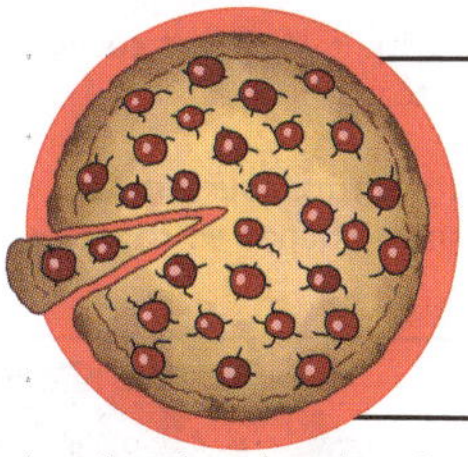

Clafoutis aux myrtilles (pour 6 personnes)
Mélangez 120 g de farine complète de blé (T110) avec 60 g de sucre de coco et 1 pincée de sel. Ajoutez 3 œufs battus et mélangez. Faites chauffer 35 cl de lait de vache ou végétal (sans sucre ajouté) et intégrez-le petit à petit en mélangeant bien. Versez dans un moule antiadhésif et ajoutez 200 g de myrtilles surgelées ou fraîches selon la saison. Faites cuire au four à 180° C pendant 45 min.

Bilan de la 1re semaine

L'objectif premier de ce programme low fat équilibre n'est pas de mincir, mais plutôt d'apprendre à mieux gérer les excès de gras et à mieux structurer ses repas. Essayez de zapper vos rendez-vous avec la balance et de vous focaliser sur l'équilibre de vos repas… La perte de poids sera la conséquence de vos efforts !

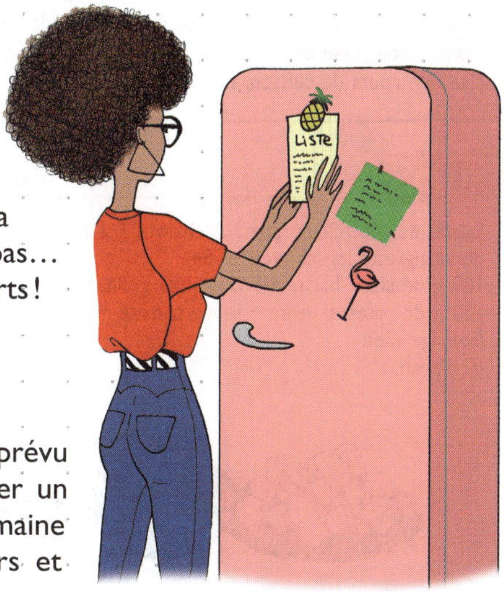

2e semaine

C'est parti pour la 2e semaine ! Un *cheat-meal* est prévu dimanche midi (Yes !), mais vous pouvez le déplacer un autre jour (si vous avez un resto prévu dans la semaine par exemple). Vous pouvez inverser les déjeuners et dîners si cela vous arrange.

Jour 1

DÉJEUNER

- 150 g de salade de pommes de terre à l'échalote + 1 portion de vinaigrette légère (voir p. 54)
- 120 g de cuisse de dinde au four
- Brocoli vapeur
- 1 poire

DÎNER

- **Quiche légère aux brocolis**
- Salade de mâche + 1 portion de vinaigrette légère
- 1 compote sans sucre

Faites cuire davantage de brocoli que nécessaire : vous le finirez en quiche au dîner.

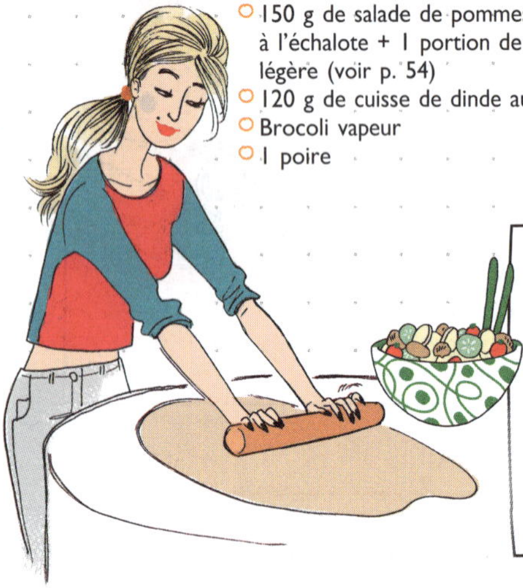

Quiche légère aux brocolis (pour 4 personnes)

Mélangez 160 g de farine complète de blé (T110) avec ½ c. à c. de sel. Ajoutez 1 jaune d'œuf et 120 g de petit-suisse nature. Mélangez rapidement, puis laissez reposer au frais pendant 30 min. Étalez la pâte, puis foncez un moule à tarte légèrement beurré pour éviter que ne ça colle. Piquez délicatement à l'aide d'une fourchette. Ajoutez 1 tête de brocoli cuit et 60 g de roquefort émiettés. Battez 3 œufs en omelette et ajoutez 20 cl de lait. Salez légèrement, mélangez et versez par-dessus les brocolis. Faites cuire au four à 180° C pendant 45 min environ.

Jour 2

DÉJEUNER

- Salade de riz (100 g cuit), 50 g de tofu aux herbes, tomates cerise, dés de poivron, 30 g de feta émiettée + 1 portion de vinaigrette légère
- 1 **pomme cuite au four**
- Café noir + 10 g de chocolat noir à 70 % de cacao

DÎNER

- 1 tranche de pain de campagne grillé + ½ avocat coupé en lamelles + graines de sésame toasté
- 1 tranche de jambon de volaille
- Bol de légumes vapeur (brocoli, carottes, courgettes…)
- 1 yaourt au soja nature + ½ banane coupée en rondelles

Pommes cuites au four (pour 4 personnes)

Lavez et ôtez les trognons de 4 pommes, puis placez-les dans un plat antiadhésif allant au four. Ajoutez 3 c. à s. d'eau. Dans un ramequin, mélangez 1 c. à s. de miel avec 1 c. à s. d'amandes en poudre, 1 c. à s. de jus de citron et un peu de cannelle. Mettez un peu de ce mélange dans chaque trou laissé par les trognons, puis enfournez pendant 45 min à 180° C. Ajoutez un peu d'eau en cours de cuisson, si besoin.

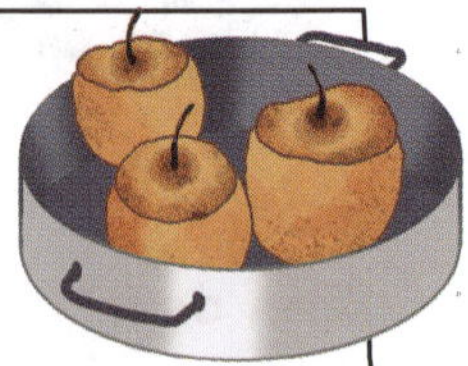

Jour 3

DÉJEUNER

- Salade de chou-fleur râpé à l'échalote + 1 portion de vinaigrette légère (voir p. 54)
- 100 g de steak haché à 5 % de MG grillé + moutarde
- 150 g de pâtes *al dente* + sauce tomate + 20 g de fromage râpé
- ¼ d'ananas

DÎNER

- Soupe détox (voir recette p. 55)
- Salade d'endives, 2 sardines au citron coupées en morceaux et morceaux de pommes + 1 portion de vinaigrette légère
- 1 fromage blanc de brebis nature + 2 c. à s. de muesli sans sucre + 1 c. à c. de miel

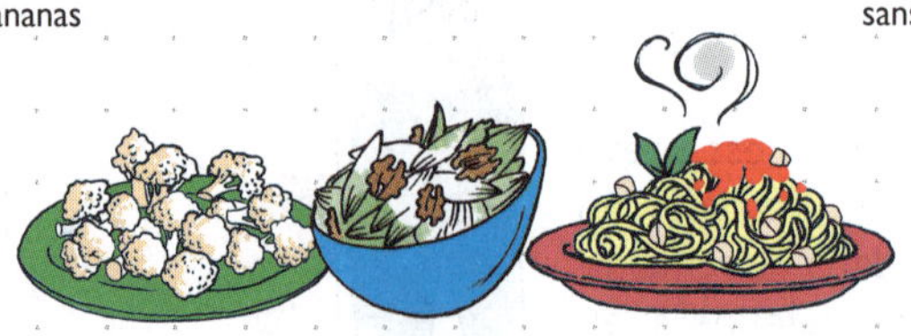

La sauce tomate est une sauce pauvre en graisses, pensez-y !

Jour 4

DÉJEUNER

- Salade de haricots verts + 1 portion de vinaigrette légère
- Steak de seitan poêlé
- 30 g de camembert + 1 tranche de pain de campagne au levain
- 2 clémentines (ou autre fruit frais de saison)

DÎNER

- **Spaghettis à la Carbonara légers**
- Salade de mâche et radis émincés + 1 portion de vinaigrette légère (voir p. 54)
- 1 yaourt nature + cannelle en poudre

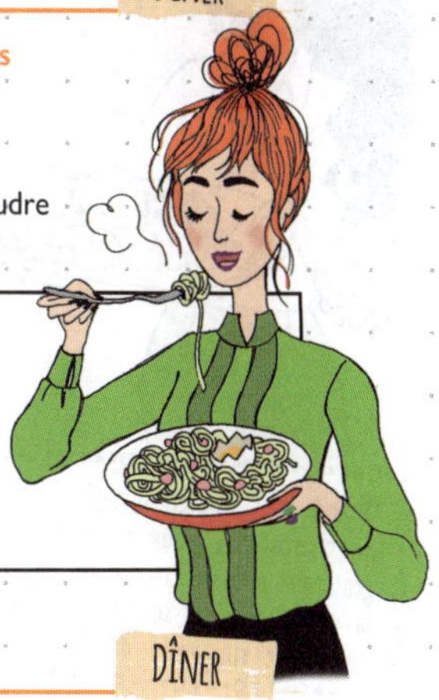

N'oubliez pas de bien lire les étiquettes avant de choisir vos steaks végétaux : sélectionnez ceux qui affichent moins de 10 g de graisses par unité.

Spaghettis à la Carbonara légers (pour 2 personnes)

Faites cuire *al dente* 100 g de spaghettis semi-complets et égouttez. Faites chauffer 100 g d'allumettes de bacon fumé dans une poêle antiadhésive avec 100 g de petits champignons de Paris émincés. Ajoutez les spaghettis et 40 g de crème légère. Mélangez et servez.

Jour 5

DÉJEUNER

- 1 cuisse de poulet rôti sans peau
- Aubergines vapeur + sauce tomate + 20 g de fromage râpé
- 2 kiwis
- 1 tranche de pain de campagne

DÎNER

- **Gaspacho de tomates**
- Taboulé de boulgour (100 g cuit), tomates cerise, concombre, oignon blanc, menthe, citron + 1 c. à c. d'huile d'olive
- 1 yaourt au lait de chèvre nature

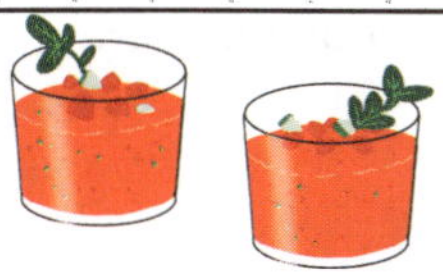

Gaspacho de tomates (pour 2 personnes)

Lavez et pelez 2 belles tomates bien mûres. Pelez et coupez en morceaux ¼ d'oignon blanc et ½ concombre. Mixez les légumes avec quelques glaçons, 2 bonnes pincées de sel, 1 c. à s. de vinaigre balsamique et 1 c. à s. d'huile d'olive.

Jour 6

DÉJEUNER

- **Brochettes de poulet aux tomates**
- Poêlée de poivrons (voir recette p. 60) et 100 g de quinoa
- 2 petits-suisses nature

Maintenez l'équilibre alimentaire pour votre apéritif dînatoire : protéines (crevettes/truite fumée) + légumes (crudités) + féculents (quinoa/toasts) + dessert simple (oranges).

DÎNER : APÉRITIF DÎNATOIRE

- Bâtonnets de légumes (carottes, concombre, poivron…) à volonté + 2 c. à s. de **houmous**
- 3 brochettes de crevettes, pamplemousse, avocat
- 2 petits toasts de pain complet garnis de fromage frais de chèvre (40 g), de truite fumée (1 tranche) et d'aneth
- 100 g de taboulé de quinoa (voir recette p. 54) servi dans des verrines
- 1 ramequin de salade d'oranges

Brochettes de poulet aux tomates (pour 2 personnes)

Coupez en cubes 2 escalopes de poulet et mettez-les dans un saladier. Saupoudrez avec du gingembre en poudre, du paprika et du cumin (½ c. à c. de chaque). Ajoutez le jus d'½ citron jaune, 1 c. à s. d'huile d'olive et 2 c. à s. de sauce soja. Mélangez bien et laissez macérer pendant 1 heure au réfrigérateur. Lavez et coupez en morceaux 2 tomates, puis formez les brochettes en alternant un morceau de poulet et un morceau de tomate. Faites cuire sur une plancha ou dans une poêle antiadhésive pendant 8 à 10 min, en retournant les brochettes à mi-cuisson.

Houmous (pour 1 bol)

Égouttez 1 boite de pois-chiches. Pelez et hachez 1 gousse d'ail. Mixez les pois chiches avec l'ail, 2 c. à s. d'huile d'olive, 1 c. à s. de tahin, le jus d'un citron vert, 1 c. à c. de cumin, ½ c. à c. de sel et 3 à 4 c. à s. d'eau.

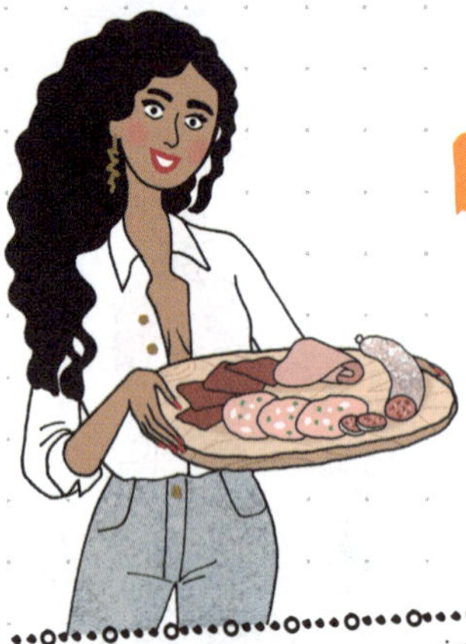

Jour 7

DÉJEUNER CHEAT-MEAL

- Assiette de charcuterie : 2 tranches de jambon cru dégraissé, 2 tranches de saucisson sec, 1 tranche de mortadelle, 3 tranches de viande des Grisons
- Salade de tomates + ¼ de boule de mozzarella + basilic + 1 portion de vinaigrette légère (voir p. 54)
- 2 tranches de pain de campagne (sans beurre)
- ¼ d'ananas

DÎNER

- 1 œuf mollet
- 150 g de petits pois vapeur
- 1 tranche de pain de campagne
- 1 compote sans sucre

Quand vous voulez manger une assiette de charcuterie, pour éviter les excès de gras, mixez de la charcuterie maigre et de la charcuterie grasse. Et évitez de mettre du beurre sur votre pain !

Les petits pois sont à mi-chemin entre les légumes verts et les féculents, car ils sont assez riches en glucides. Vous pouvez compléter votre repas avec 1 tranche de pain de campagne.

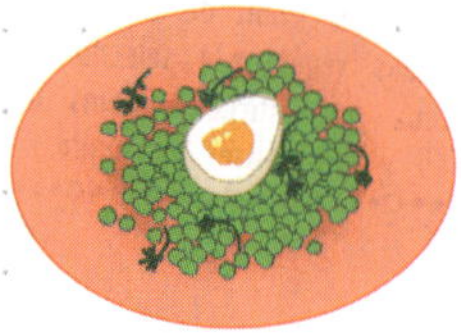

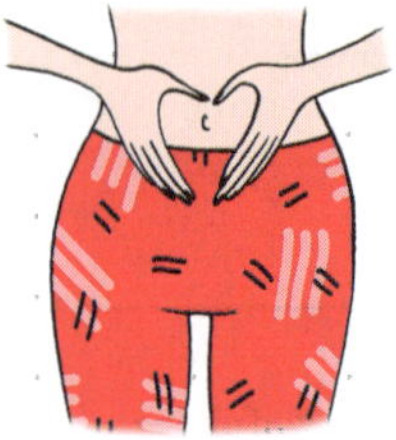

Bilan de la 2e semaine

Votre deuxième semaine de menus équilibrés zéro gras est terminée. Peut-être sentez-vous déjà les premiers bénéfices (digestion améliorée, sensation d'avoir « dégonflé », plus de vitalité…). Notez-les pour vous motiver.

3e semaine

Vous devez déjà être plus à l'aise avec l'équilibre alimentaire, les habitudes sont en train de s'installer ! Ne lâchez rien, vous allez maintenant ancrer ces nouvelles habitudes dans votre vie… C'est parti pour la 3e semaine !

Jour 1

DÉJEUNER

- ½ pomelo
- 100 g de filet de saumon au four
- 150 g de riz basmati + choux de Bruxelles braisés
- 1 yaourt brassé nature

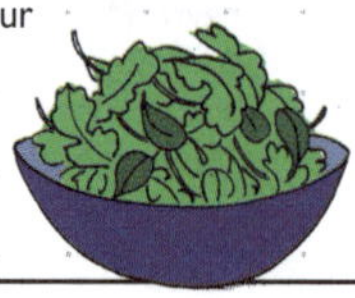

DÎNER

- **Velouté de lentilles corail et potimarron**
- Salade de mâche + 3 noix + 1 portion de vinaigrette légère
- 1 yaourt au soja nature + compote sans sucre

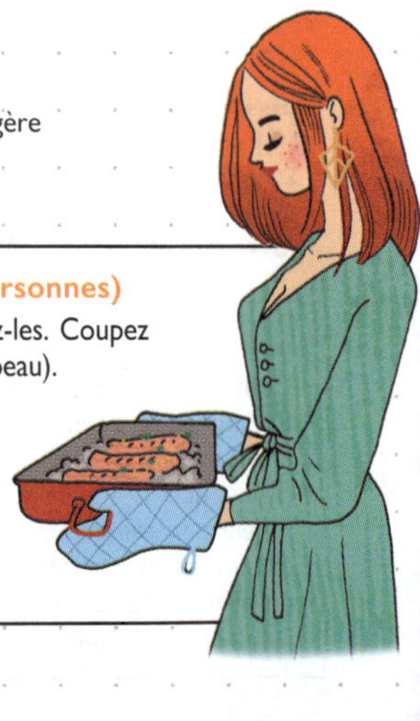

Velouté de lentilles corail et potimarron (pour 4 personnes)

Lavez 200 g de lentilles corail sèches à l'eau claire, puis égouttez-les. Coupez 800 g de potimarron en gros cubes (vous pouvez conserver la peau). Épluchez et émincez 1 oignon et faites-le revenir avec 1 c. à s. d'huile d'olive. Ajoutez le potimarron, les lentilles, mélangez et couvrez d'eau. Salez, ajoutez 1 c. à c. de curcuma et laissez cuire 25 min après ébullition. Mixez, rectifiez l'assaisonnement si besoin, et ajoutez un peu d'eau si vous désirez une soupe plus fluide.

Le saumon sauvage est généralement moins gras que le saumon d'élevage, pensez-y !

Jour 2

DÉJEUNER

- 100 g d'aiguillettes de canard poêlé + moutarde
- Haricots verts poêlés
- 1 tranche de pain de campagne
- 1 pomme

DÎNER

- Restes du velouté de lentilles corail de la veille
- Salade d'endives + 30 g de dés de comté + 1 portion de vinaigrette légère (voir p. 54)
- **Carpaccio d'ananas**

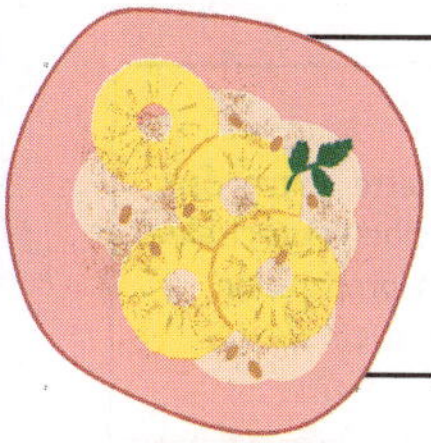

Carpaccio d'ananas (pour 4 personnes)

Pelez 1 ananas et découpez-le en tranches les plus fines possible. Disposez les tranches d'ananas en rosaces sur des assiettes à dessert. Mélangez dans un ramequin 2 c. à c. de miel, 2 c. à c. de jus de citron vert et 2 pincées de gingembre. Mélangez bien et arrosez les carpaccios d'ananas. Servez bien frais.

Jour 3

DÉJEUNER

- 1 belle tartine de pain de campagne grillé + ½ avocat en lamelles, miettes de feta (25 g) et 1 c. à s. de graines de courge grillées
- Salade de mâche, tomate, concombre, 50 g de poulet coupé en morceaux + 1 portion de vinaigrette légère
- 1 poire

DÎNER

- **Wok de courgettes au tofu fumé**
- 150 g de riz basmati
- 1 yaourt 100 % coco nature + ½ banane coupée en rondelles + 1 c. à c. de miel

Les yaourts au lait de coco sont souvent riches en graisses. Comparez plusieurs marques et choisissez les moins gras !

Wok de courgettes au tofu fumé (pour 2 personnes)

Pelez et coupez en rondelles 2 belles courgettes. Pelez et émincez 1 oignon. Mettez 1 c. à s. d'huile d'olive dans un wok, puis ajoutez les légumes. Faites-les sauter pendant 5 minutes, tout en mélangeant, puis ajoutez 2 c. à s. de sauce d'huîtres (magasin asiatique) et 100 g de tofu fumé coupé en dés. Baissez le feu et laissez cuire pendant 5 minutes supplémentaires (les courgettes doivent rester un peu fermes).

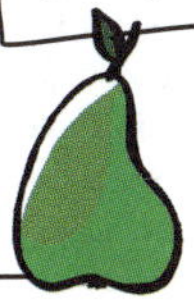

Jour 4

DÉJEUNER

- Salade de roquette, cœurs de palmiers, noix de Saint-Jacques poêlées (8 unités), quartiers de pamplemousse + 1 portion de vinaigrette légère (voir p. 54)
- 1 tranche de pain de campagne
- 1 yaourt de brebis nature + 2 c. à s. de fruits rouges (décongelés si besoin)

De temps en temps (1 fois par semaine), vous pouvez remplacer votre part de viande par du fromage (60 g max), et vous faire ainsi plaisir avec 2 morceaux de fromage !

DÎNER FROMAGE !

- Salade de crudités variées : mâche, radis, concombre, tomate… + 1 portion de vinaigrette légère
- 30 g de camembert (1 pointe) + 30 g de crottin de chèvre + 2 tranches de pain de campagne
- 1 yaourt au soja nature + 2 c. à s. de morceaux de fraises (ou autre fruit de saison)

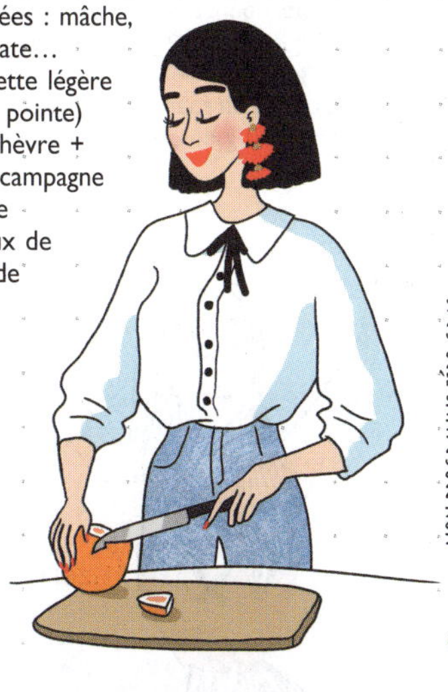

Jour 5

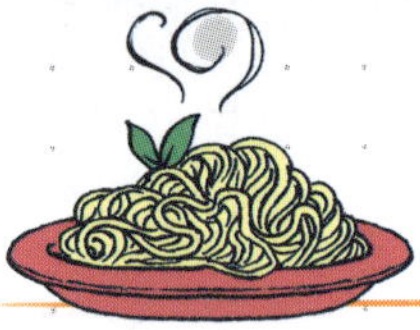

DÉJEUNER

- 100 g de steak grillé sans MG + moutarde
- Poêlée de légumes surgelée
- 150 g de spaghettis cuits *al dente* + ½ c. à s. d'huile d'olive
- 100 g de fromage blanc de brebis nature

DÎNER

- 2 **galettes végétariennes au sarrasin**
- Salade verte + 1 portion de vinaigrette légère
- 1 ramequin de salade d'oranges

Galettes végétariennes au sarrasin (pour 2 personnes)

Mélangez 80 g de flocons de sarrasin avec 80 g de lait. Salez, poivrez et ajoutez 2 œufs battus en omelette. Entreposez au frais 30 min, puis ajoutez 80 g de feta coupée en morceaux, ½ oignon rouge haché et 2 c. à s. de ciboulette ciselée (surgelée ou fraîche). Faites chauffer 1 c. à s. d'huile d'olive dans une poêle antiadhésive, puis ajoutez la préparation en 4 tas. Laissez cuire à feu moyen pendant 8 min, puis retournez les galettes et poursuivez la cuisson à feu doux pendant 5 min.

Jour 6

DÉJEUNER

- Radis à la croque
- **Queue de lotte au curry**
- 150 g de riz semi-complet
- 2 kiwis

DÎNER

- Soupe détox (voir recette p. 55)
- 1 tranche de jambon blanc
- Salade de mâche + 1 c. à s. de graines de courge + 1 c. à s. de vinaigrette légère (voir p. 54)
- 1 tranche de pain de campagne
- 1 compote sans sucre

Queue de lotte au curry (pour 4 personnes)

Épluchez et hachez 1 oignon. Faites-le revenir dans une cocotte, saupoudrez avec ½ c. à c. de curcuma et ½ c. à c. de gingembre, puis ajoutez 1 boîte de tomates concassées et 15 cl de lait de coco. Intégrez 4 beaux morceaux de lotte et faites cuire pendant 15 min environ. Salez en fin de cuisson.

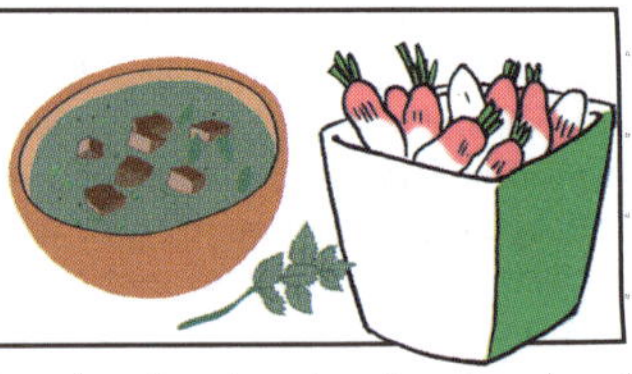

Jour 7

DÉJEUNER

- Salade de carottes râpées + 1 portion de vinaigrette légère (voir p. 54)
- 100 g de gigot d'agneau au four
- 150 g de flageolets
- 1 pomme au four (voir recette p. 88)
- Café + 10 g de chocolat noir

DÎNER

- Tomate + 30 g de mozzarella (¼ de boule) + basilic ciselé
- 100 g d'escalope de dinde grillée
- Poêlée de poivrons
- 1 banane
- 1 tranche de pain de campagne

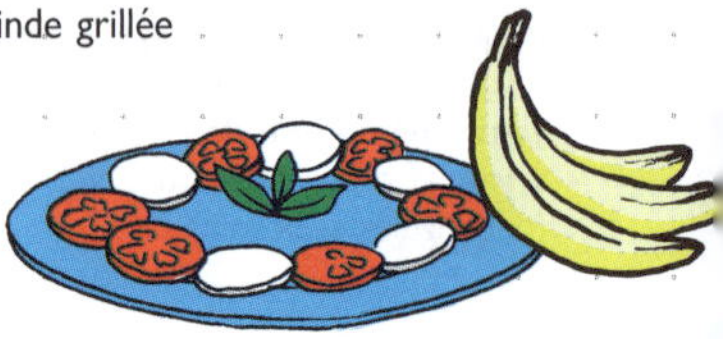

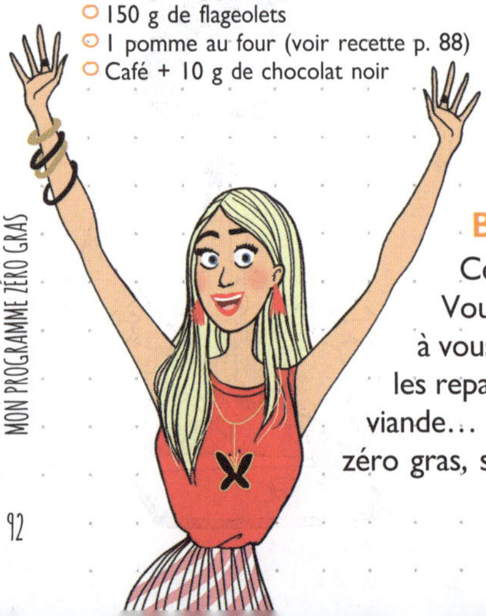

Bilan de la 3e semaine

Ces 3 semaines de menus équilibrés low-fat sont déjà terminées ! Vous avez atteint vos objectifs ? Bravo ! Si vous souhaitez continuer à vous affiner, reprenez les menus à la première semaine en modifiant les repas : remplacez un légume par un autre, une viande par une autre viande… Vous pouvez aussi suivre les menus du programme minceur zéro gras, si vous souhaitez accentuer les effets sur votre silhouette.

Chapitre 4

Et après ?

Je stabilise !

Une fois vos objectifs atteints, il s'agit de trouver un équilibre low fat pour conserver vos bonnes habitudes et maintenir vos acquis ! Il est indispensable de ne pas relâcher complètement vos efforts ! #OnLacheRien

Mes repères de conso

Aliments gras	Quantité et fréquence de consommation
Chocolat noir	15 g par jour (1 carré ½ max)
Gratins de légumes	1 fois par semaine
Pizzas et quiches maison	1 fois par semaine 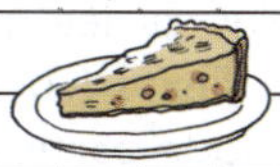
Fromages 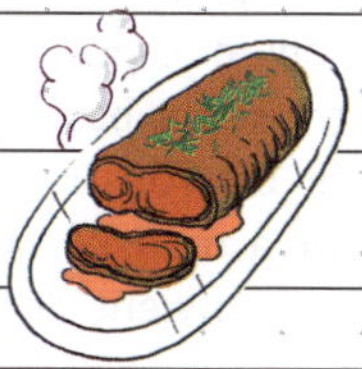	30 à 40 g par jour (y compris le fromage inclus dans les gratins/pizzas et le « faux-mage »)
Viandes	Privilégiez les viandes maigres et ôtez le gras visible
Poisson gras	1 fois par semaine
Plats cuisinés du commerce (légumes cuisinés, steaks de soja, salades du traiteur…)	2 à 3 fois par semaine
Charcuterie grasse (« vraie » ou végétale)	2 fois par semaine, en remplacement du fromage : charcuterie ou fromage, à vous de choisir !
Avocat	2 fois par semaine (½ avocat x 2)
Oléagineux	20 à 30 g max par jour
Huiles végétales 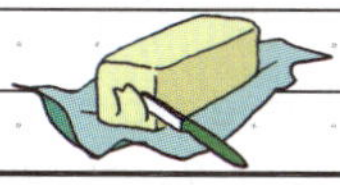	3 c. à s. max par jour (1,5 par repas)
Beurre	10 à 15 g pour le petit déjeuner

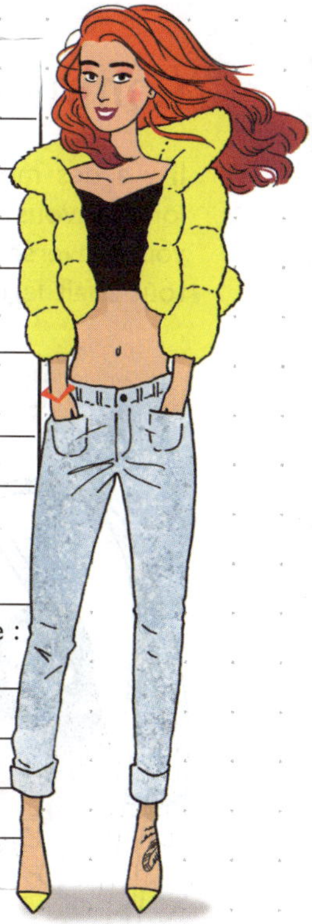

Attention aux craquages...

Quand on a retrouvé la silhouette qui nous va bien, on est tenté de se faire davantage plaisir (un peu plus de fromage, 2 carrés de chocolat au lieu d'1…) et de cumuler les *cheat-meals*… Cependant, si on cumule trop d'excès, on perd les bénéfices de ce programme zéro gras et on risque de retomber dans nos travers.

La bonne fréquence des *cheat-meals* : 1 à 2 fois par semaine maximum.

Je me motive!

N'oubliez pas de continuer à travailler sur les éléments-clés qui vous aideront à rester motivée sur la durée...

- **Gérez au mieux votre niveau de stress** qui vous pousse à compenser par des aliments gras (ou sucrés!).
- **Lisez les étiquettes des produits alimentaires** avant de choisir un produit du commerce.
- **Prévoyez vos menus à l'avance** pour éviter de déraper au moment du repas.
- **Dégagez du temps pour la préparation de vos repas**, faites si besoin du « batch-cooking » (plusieurs journées de repas préparées en 1 seule fois).

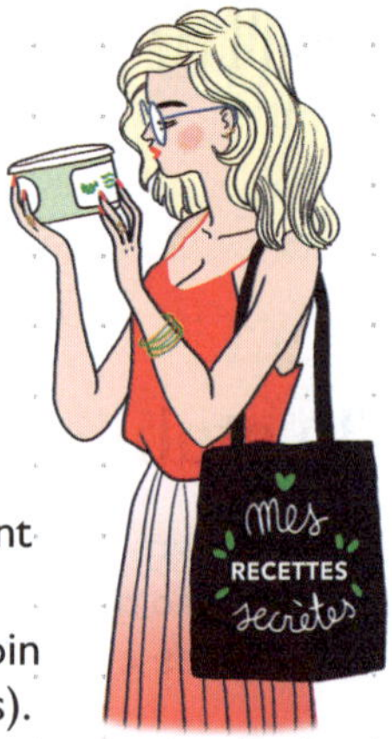

Comment je tiens sur la durée?

Il y a des moments plus faciles que d'autres et vous devez être particulièrement vigilante lorsque vous mangez à l'extérieur, quand vous êtes invitée à un apéritif dînatoire ou quand vous traversez une période particulièrement stressante. Vous avez le droit de craquer, c'est tout à fait légitime, mais vous devez vous reprendre en main dès que possible et compenser les écarts : n'oubliez pas que l'équilibre ne se construit pas sur un seul repas! Vous tiendrez sur la durée à partir du moment où vous ne cumulez pas des frustrations (c'est-à-dire que vous prenez plaisir à manger sainement) et que vous avez trouvé une organisation qui vous convient au quotidien (pour cuisiner, pour vos séances de work-out...).

Garder en tête vos motivations (les raisons qui vous ont poussé à commencer ce programme low fat) vous aidera également à tenir sur la durée. Vous avez fait des efforts pour atteindre vos objectifs, et vous allez les tenir!

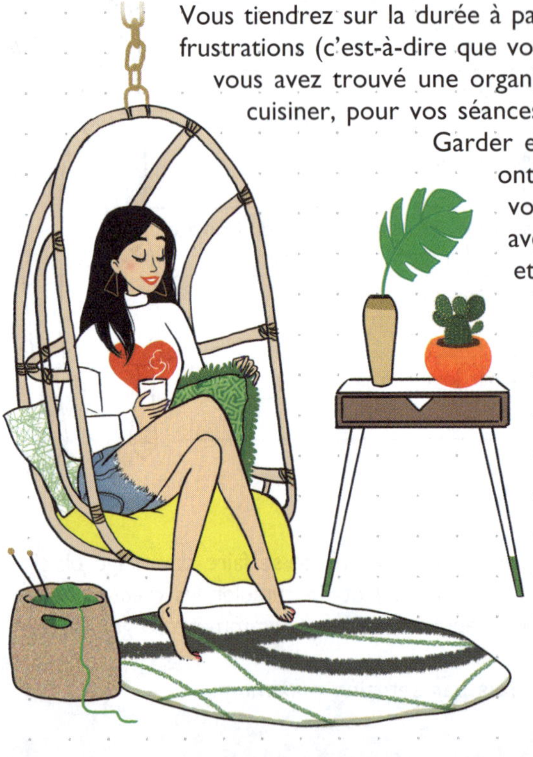

Et si je reprends du poids?

N'attendez pas d'avoir repris 3 kilos pour réagir! Surveillez votre poids régulièrement (une fois par semaine suffit, inutile d'être obsédée par la balance) et reprenez les menus qui correspondent à votre profil dès que l'aiguille de la balance oscille du mauvais côté!

Carnet d'adresses

Les sites de l'auteur

www.passionnutrition.com : son blog de recettes saines et gourmandes à IG bas
www.marielaureandre.fr : sa page et son univers.

Retrouvez l'auteur sur les réseaux sociaux

Instagram : @passionnutrition
Facebook : @Marie-Laure André
YouTube : Marie-Laure André

Exercices de yoga détox sur YouTube

20 minutes de yoga détox, chaîne YouTube « Elle »
20 minutes de yoga pour draîner son foie, chaîne YouTube « Elle »
Vinyasa Yoga – Détox avec Ariane, chaîne Youtube « YogaCoaching »
Yoga dynamique : détox & torsions après les fêtes, chaîne YouTube « Sandra InSoha »

Bibliographie

Pour aller plus loin avec la détox

Le Grand Livre des cures détox, Alix Lefief-Delcourt, Leduc éditions, 2017.
Mon Cahier Détox, Odile Chabrillac, Solar, 2019.

Pour maîtriser sa consommation de sucres raffinés

Le Régime IG bas, Marie-Laure André, Hachette, 2019.
Mon Cahier Brûle-graisse, Marie-Laure André, Solar, 2019.

Des livres de recettes légères et gourmandes

Stop au gras (ou presque), Vincent Amiel et Marie-Laure André, Larousse éditions, 2019.
Zéro gras, Jean-François Piège, Hachette pratique, 2018.
Simplissime light, Jean-François Mallet, Hachette pratique, 2016.

Remerciements

Merci à ma famille et à mes amis qui me soutiennent au quotidien.
Merci à tous ceux qui me suivent sur les différents réseaux sociaux et sur mon blog, pour leurs commentaires encourageants et leurs retours d'expériences.
Je remercie également chaleureusement Juliette Collonge pour son aide précieuse à la réalisation de ce nouveau cahier.

LES BEAUTIFUL GIRLS,
C'EST TOUTE UNE COMMUNAUTÉ !

Retrouvez plein de bonus, de conseils feel good,
des recettes, des trainings,
et des actus tendance MADE BY MON CAHIER !

Un lieu rien que pour vous :
http://mylifeisbeautiful.fr/

Une communauté de filles stylées :
VOUS DÉCHIREZ
mylifeisbeautiful.fr mylifeisbeautiful.fr

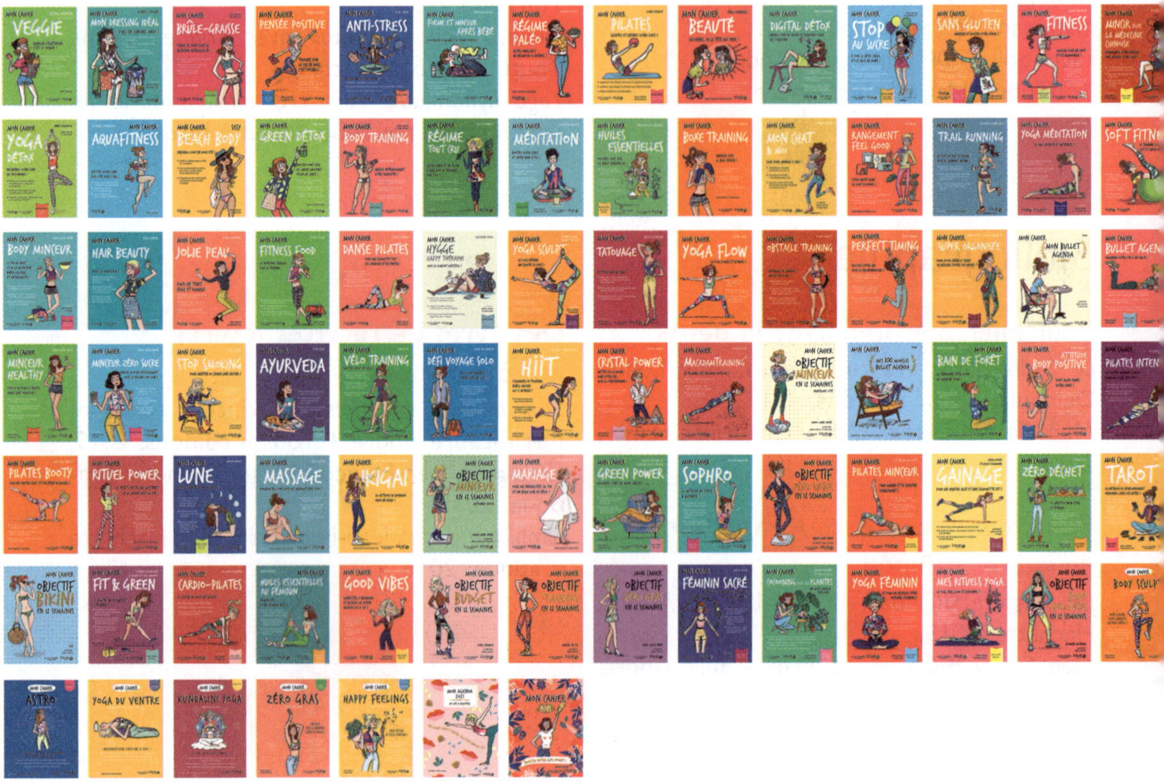

Direction : Jean-Louis Hocq
Direction éditoriale : Marion Guillemet-Bigeard
Directrice de collection : Juliette Collonge
Édition : Gwladys Greusard
Correction : Dominique Pérot-Poussielgue/Plume sur Loire
Conception et mise en couleur de la couverture : Stéphanie Brepson
Rabats : Sophie Delannoy
Mise en pages : Nord Compo
Fabrication : Laurence Duboscq

ISBN : 978-2-263-17134-5 – Code éditeur : L17134
Dépôt légal : octobre 2020

Imprimé en France par Clerc
94, rue de la Brasserie, 18200 Saint-Amand-Montrond

Solar, un département d'Édi 8
92, avenue de France,
75013 Paris

FSC www.fsc.org MIXTE Papier issu de sources responsables FSC® C003309

SolarEditions
solar_editions
mylifeisbeautiful.fr
mylifeisbeautiful.fr